妇产科常见疾病诊治基础与技巧

王 艳 著

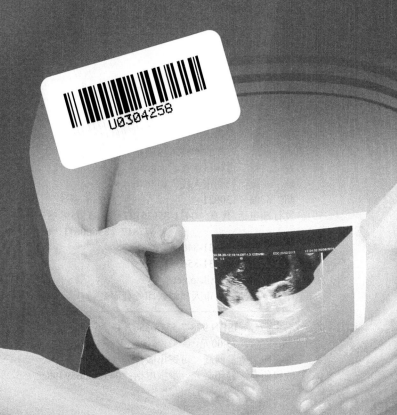

吉林科学技术出版社

图书在版编目（CIP）数据

妇产科常见疾病诊治基础与技巧 / 王艳著. —— 长春:
吉林科学技术出版社, 2018.4（2024.1重印）
　ISBN 978-7-5578-3887-4

　Ⅰ. ①妇… Ⅱ. ①王… Ⅲ. ①妇产科病—诊疗 Ⅳ.
①R71

中国版本图书馆CIP数据核字（2018）第074964号

妇产科常见疾病诊治基础与技巧

出 版 人　李　梁
责任编辑　孟　波　孙　默
装帧设计　孙　梅
开　　本　787mm×1092mm　1/16
字　　数　230千字
印　　张　12
印　　数　1-3000册
版　　次　2019年5月第1版
印　　次　2024年1月第2次印刷

出　　版　吉林出版集团
　　　　　吉林科学技术出版社
发　　行　吉林科学技术出版社
地　　址　长春市人民大街4646号
邮　　编　130021
发行部电话/传真　0431-85635177　85651759　85651628
　　　　　　　　　85677817　85600611　85670016
储运部电话　0431-84612872
编辑部电话　0431-85635186
网　　址　www.jlstp.net
印　　刷　三河市天润建兴印务有限公司

书　　号　ISBN 978-7-5578-3887-4
定　　价　75.00元

前　言

　　妇产科学是一门对女性生理、病理及生殖进行研究的学科,包括妇科学、产科学等内容。近年来,妊娠期的相关疾病在诊断和治疗上取得了可喜的成绩,女性妇科癌症的诊断和治疗也取得了较大的进步。随着临床医学的快速发展,广大群众对医疗卫生服务的需求不断增加,为此,编者在参阅大量书籍的基础上,结合自身临床经验,特编写本书。

　　本书编者从妇科、产科两方面进行阐述,系统概括了妇产科常见疾病的病因、诊断、治疗等方面内容,将临床医师的诊疗思维、渊博的医学知识及丰富的临床经验融汇合一,内容简明扼要,条理清晰,科学实用。

　　尽管编者希望本书能融最实用、最前沿的妇产科诊疗知识和技术于其中,但在医学知识日新月异的今天,编撰中如存在一些不足之处,望同道们不吝赐教,以便再版时修正和补充。

目　　录

妇科篇

产科篇

妇科篇

第一章　妇科常见病症分析

　　妇科疾病的常见症状有阴道出血、白带异常、下腹痛、外阴瘙痒及下腹部肿块等,掌握这些症状的鉴别要点对妇科疾病的诊治极为重要。

第一节　阴道出血

　　阴道出血是女性生殖器官疾病常见的症状。妇女生殖道任何部位,包括宫体、宫颈、阴道、处女膜、阴道前庭和外阴均可发生出血。虽然绝大多数出血来自宫体,但不论其源自何处,除正常月经外,一般均笼统地称为"阴道出血"。引起阴道出血的原因很多,可归纳为以下 6 类。

　　1.卵巢内分泌功能失调　最多见,血来自子宫,有无排卵性和排卵性功能失调性子宫出血两类月经失调。

　　2.与妊娠有关的子宫出血　常见的有流产、异位妊娠、葡萄胎、产后胎盘部分残留、胎盘息肉和子宫复旧不全等。

　　3.生殖器炎症　如外阴溃疡、阴道炎、宫颈炎、宫颈息肉和子宫内膜癌等。

　　4.生殖器肿瘤　子宫肌瘤是引起阴道出血的唯一良性肿瘤,其他几乎均为恶性肿瘤。包括外阴癌、阴道癌、宫颈癌、子宫内膜癌、子宫肉瘤、卵巢癌及绒毛膜癌等所引起。

　　5.损伤、异物和药物　生殖道创伤如外阴、阴道骑跨伤、性交所致处女膜或阴道损伤均可发生出血。放置宫内节育器常并发子宫出血。使用雌激素或孕激素不当可引起不规则子宫出血。

　　6.与全身疾病有关的阴道出血　如血小板减少性紫癜、再生障碍性贫血、白血病、肝功能损害等,均可导致子宫出血。

一、阴道出血的临床表现

　　阴道出血是女性生殖器疾病最常见的症状之一,病因是多方面的,除正常月经之外,当生殖器官发生炎症、病理性妊娠、内分泌疾病、外伤、肿瘤等情况时,均可发生阴道出血。所以,如果出现阴道不正常出血时,应立即到医院检查,查明出血的原因。其临床表现主要有如下几方面。

1.经量增多　月经量多或经期延长但周期基本正常,为子宫肌瘤的典型症状,其他如子宫腺肌病、排卵性月经失调、放置宫内节育器均可出现经量增多。

2.周期不规则的阴道出血　多为无排卵性功能失调性子宫出血,但应注意排除早期子宫内膜癌。

3.无任何周期可辨的长期持续阴道出血　一般多为生殖道恶性肿瘤所致,首先应考虑宫颈癌或子宫内膜癌的可能。

4.停经后阴道出血　若发生于育龄妇女,应首先考虑与妊娠有关的疾病,如流产、异位妊娠、葡萄胎等;发生于围绝经期妇女者,多为无排卵性功能失调性子宫出血,但应首先排除生殖道恶性肿瘤。

5.阴道出血伴白带增多　一般应考虑晚期宫颈癌、子宫内膜癌或子宫黏膜下肌瘤伴感染。

6.性交后出血　性交后立即有鲜血出现,应考虑早期宫颈癌、宫颈息肉或子宫黏膜下肌瘤的可能。

7.经间出血　若发生在下次月经来潮前 14~15 日,历时 3~4 日,且血量极少时,多为排卵期出血。

8.经前或经后点滴出血　月经来潮前数日或来潮后数日持续极少量阴道暗红色分泌物,常系放置宫内节育器的不良反应。此外,子宫内膜异位症亦可能出现类似情况。

9.绝经多年后阴道出血　若出血量极少,历时 2~3 日即干净,多为绝经后子宫内膜脱落引起的出血或老年性阴道炎;若出血量较多、出血持续不净或反复阴道出血,均应考虑子宫内膜癌的可能。

10.间歇性阴道排出血水　应警惕有输卵管癌的可能。

二、阴道出血的诊断

几种临床较特殊阴道出血诊断主要如下。

1.肿瘤性阴道出血诊断　无痛性阴道出血,接触性阴道出血,血性白带,分泌物有恶臭。性生活障碍或困难。妇科检查发现阴道壁上有新生物、肿瘤生长。确诊需行活组织病理检查。

2.妇科手术后阴道出血诊断　有全子宫切除手术史、阴道手术史;病人术前有贫血、盆腔炎,术后有低热;阴道出血前有下腹部坠胀、腹痛、发热等;B 型超声检查,在阴道残端,盆腔有混合型团块,妇科检查有触痛,盆腔组织增厚;应与保留子宫颈病人的月经相鉴别。

3.宫颈癌性阴道出血诊断　有不规则阴道出血史,尤其是接触性出血,阴道排液有恶臭;宫颈刮片,阴道镜检查提示宫颈癌性病变;宫颈活组织检查是确诊宫颈癌及其癌前病变最可靠和不可缺少的诊断方法。

三、阴道出血的治疗

首先详细询问病史,完善相关实验室检查等辅助检查明确诊断后,进一步选择对症处理及治疗方案,根据阴道出血原因不同,治疗方案也截然不同,下面介绍几种常见阴道出血的治疗方案。

1.阴道炎、急性宫颈炎、宫颈息肉等良性病变导致的阴道出血　阴道炎及宫颈炎主要用抗生素药物治疗,可根据不同情况采用经验性抗生素治疗及针对病原体的抗生素治疗;若患者的病原体为沙眼衣原体及淋病奈瑟菌,应对其性伴侣进行相应的检查及治疗。宫颈息肉以手术切除为主。

2.生殖器肿瘤　如为子宫肌瘤引起的阴道出血导致月经过多伴有继发性贫血时,应考虑手术切除子宫肌瘤或者行子宫切除术。如为生殖器恶性肿瘤引起的出血、子宫内膜癌,主要治疗方法为手术、放疗及药物(化学药物及激素)治疗。应根据肿瘤累及范围及组织学类型,结合患者年龄及全身状况制定适宜的治疗方案。早期患者以手术为主,术后根据高危因素选择辅助治疗;晚期一般采用手术、放射、药物等综合治疗。宫颈癌根据临床分期、患者年龄、生育要求、全身情况、医疗技术水平及设备条件等,综合考虑制定适当的个体化治疗方案。总的原则为采用手术治疗和放疗为主、化疗为辅的综合治疗。

3.与妊娠有关的阴道出血　如为先兆流产则予以保胎治疗,如为难免流产、不全流产、产后胎盘部分残留等,建议尽快行清宫术减少阴道出血;如为异位妊娠引起的阴道少量出血,应行药物或手术治疗。

4.卵巢内分泌功能失调　无排卵性功能失调性子宫出血如青春期及生育年龄的无排卵性功能失调性子宫出血,以止血、调整周期、促排卵为主;绝经过渡期功血,以止血、调整周期、减少月经量、防止子宫内膜病变为治疗原则。

四、临床经验与治疗进展

除以上各种不同形式的阴道出血外,出血形式、出血量、出血颜色等,年龄对诊断亦有重要的参考价值。新生女婴生后数日有少量阴道出血,是由于来自母体的雌激素水平生后骤然下降,子宫内膜脱落所致;幼女出现阴道出血,应考虑有性早熟或生殖道恶性肿瘤的可能;青春期少女阴道出血,多为无排卵性功能失调性子宫出血;育龄妇女出现阴道出血,应考虑与妊娠有关的疾病;围绝经期阴道出血以无排卵性功能失调性子宫出血最多,但应首先排除生殖道恶性肿瘤。

第二节   白带异常

白带是由阴道黏膜渗出液、宫颈管及子宫内膜腺体分泌液等混合组成,其形成与雌激素作用有关。正常白带呈白色稀糊状或蛋清样,黏稠,量少,无腥臭味,称为生理性白带。生殖道炎症如阴道炎和急性宫颈炎或发生癌变时,白带量显著增多且性状亦有改变,称为病理性白带。

一、白带异常的临床表现

(1)无色透明白带呈蛋清样,性状与排卵期宫颈腺体分泌的黏液相似,但量显著增多,一般应考虑慢性宫颈炎、卵巢功能失调、阴道炎症或宫颈高分化腺癌等疾病的可能。

(2)白色或灰黄色泡沫状稀薄白带为滴虫性阴道炎的特征,可伴有外阴瘙痒。

(3)凝乳块状白带为念珠菌阴道炎的特征,常伴有严重外阴瘙痒或灼痛。

(4)灰色均质鱼腥味白带常见于细菌性阴道病,伴外阴轻度瘙痒。

(5)脓样白带色黄或黄绿色,黏稠,多有臭味,滴虫或淋菌等细菌所致的急性阴道炎、宫颈炎、宫颈管炎均可引起。宫腔积脓、宫颈癌、阴道癌或阴道内异物残留亦可导致脓样白带。

(6)血性白带,白带中混有血液,血量多少不一,应考虑宫颈癌、子宫内膜癌、宫颈息肉、重度宫颈糜烂或子宫黏膜下肌瘤等。放置宫内节育器亦可引起血性白带。

(7)水样白带持续流出,淘米水样白带,且具奇臭者一般为晚期宫颈癌、阴道癌或黏膜下肌瘤伴感染。间断性排出清澈、黄红色或红色水样白带,应考虑输卵管癌的可能。

二、白带异常的诊断

诊断根据患者症状、分泌物特点、阴道黏膜外观、阴道 pH 值、显微镜下所见等明确病理性白带的性质,如为并发有宫颈癌等妇科恶性肿瘤则白带多为血性或水样,且伴有恶臭,需行妇科检查及进一步病理学检查予以明确诊断。

三、白带异常的治疗

如为宫颈息肉、子宫黏膜下肌瘤等良性病变引起的分泌物增多、血性分泌物，行手术切除后症状可明显缓解；如为晚期宫颈癌、阴道癌等引起的大量阴道排液，需对症治疗基础疾病，并行手术或放疗、化疗等缓解症状；如为滴虫性阴道炎，需用甲硝唑及替硝唑行全身用药，且性伴侣需同时治疗，并告知患者及性伴侣治愈前应避免无保护性交；如为念珠菌性阴道炎，应消除诱因，根据患者情况选择局部或全身应用抗真菌药物，若有糖尿病应给予积极治疗，及时停用光谱抗生素、雌激素及糖皮质激素，勤换内裤。无需对性伴侣进行常规治疗；如为细菌性阴道病，治疗原则为选用抗厌氧菌药物，主要有甲硝唑、替硝唑、克林霉素。

四、临床经验与治疗进展

对于细菌性阴道病，妊娠期应用甲硝唑的安全性在近年来被证实。通过前瞻性及大样本回顾性研究，未发现早孕期应用甲硝唑增加胎儿畸形的危险性。经过FDA验证，目前为妊娠 B 类药，研究证明，通过治疗孕妇细菌性阴道病可预防部分早产，口服甲硝唑或克林霉素可减低有早产史细菌性阴道病患者早产发生率，但克林霉素霜局部治疗不能预防与细菌性阴道病有关的早产。

对于外阴阴道念珠菌病和复发性外阴阴道念珠菌病的发病机制了解甚少，目前尚无有效预防方法。一些预防措施仅限于某些外阴阴道念珠菌病高危因素者。

第三节　下腹痛

下腹痛为妇女常见的症状，多为妇科疾病所引起。应根据下腹痛的性质和特点，考虑各种不同的妇科情况。

一、下腹痛的临床表现

1.起病缓急　起病缓慢而逐渐加剧者，多为内生殖器炎症或恶性肿瘤所引起；急骤发病者，应考虑卵巢囊肿蒂扭转或囊肿破裂；反复隐痛后突然出现撕裂样剧痛者，应考虑输卵管妊娠破裂或流产的可能。

2.下腹痛部位　下腹正中出现疼痛多为子宫病变引起的疼痛，较少见；一侧下腹痛应考虑为该侧子宫附件病变，如卵巢囊肿蒂扭转、输卵管卵巢炎症，右侧下腹痛还应考虑急性阑尾炎等；双侧下腹痛常见于子宫性附件炎病变；卵巢囊肿破裂、输卵管妊娠破裂或盆腔腹膜炎时,可引起整个下腹痛,甚至全腹疼痛。

3.下腹痛性质　持续性钝痛多为炎症或腹腔内积液所致;顽固性疼痛难以忍受应考虑晚期癌症可能;子宫或输卵管等空腔器官收缩表现为阵发性绞痛;输卵管或卵巢肿瘤破裂可引起撕裂性锐痛;宫腔内有积血或积脓不能排出常导致下腹坠痛。

4.下腹痛时间　在月经周期中间出现一侧下腹隐痛,应考虑为排卵性疼痛;经期出现腹痛者,或为原发性痛经,或有子宫内膜异位症的可能;周期性下腹痛但无月经来潮,多为经血排出受阻所致,见于先天性生殖道畸形或术后宫腔、宫颈管粘连等。

5.腹痛放射部位　放射至肩部应考虑为腹腔内出血;放射至腰骶部多为宫颈、子宫病变所致;放射至腹股沟及大腿内侧,一般为该侧子宫性附件炎病变所引起。

6.腹痛伴随症状　同时有停经史,多为妊娠并发症;伴恶心、呕吐症状,考虑有卵巢囊肿蒂扭转的可能;有畏寒、发热症状,常为盆腔炎症;有休克症状,应考虑有腹腔内出血;出现肛门坠胀,一般为直肠子宫陷凹有积液所致;伴有恶病质,为晚期癌肿的表现。

二、下腹痛的诊断

几种临床较特殊下腹痛诊断主要如下。

1.急性盆腔炎　有产后或流产后感染史,有经期卫生不良或性传播疾病史;检查下腹压痛,伴有或者不伴有反跳痛;宫颈或宫体举痛或摇摆痛;附件区压痛;双合诊或 B 超检查发现盆腔脓肿或炎性包块;有寒战,持续性高热,且体温超过 38℃;宫颈分泌物培养或革兰染色涂片检查病原菌,血白细胞总数$>10\times10^9$;后穹隆穿刺抽出脓性液体;腹腔镜下可见输卵管表面明显充血,输卵管壁水肿,输卵管伞端或浆膜面有脓性渗出物。

2.盆腔子宫内膜异位症　育龄女性有继发性痛经进行性加重和不孕史,盆腔检查时叩及触痛性结节或宫旁有活动性差的囊性块,可初步诊断为子宫内膜异位症,确诊需腹腔镜下行或组织病理组织学检查。同时需排除卵巢恶性肿瘤、盆腔炎性包块、子宫腺肌病等。

3.异位妊娠　已婚或有性生活史的育龄女性,有停经、腹痛、阴道流血三大临床症状,严重时可有失血性休克、晕厥表现;腹部压痛、反跳痛,内出血超过 500ml 时,可有移动性浊音;宫颈举痛,后穹隆触痛、饱满,子宫增大、质软、有漂浮感,子宫一侧可触及包块;尿妊娠实验阳性或弱阳性,B 超宫腔内无胚囊,子宫一侧可见低回声区,后穹隆积液,后穹隆穿刺抽出不凝血。

4.卵巢肿瘤蒂扭转 患者有盆腔肿块病史,无停经史,无阴道出血、流液;有急性一侧下腹持续性剧痛,伴有恶心、呕吐,常与体位突然改变有关;下腹部有压痛、肌紧张,盆腔检查一侧附件可叩及肿块,轮廓清楚,蒂部压痛明显;尿妊娠实验阴性,超声发现盆腔包块。

三、下腹痛的治疗

根据不同原因引起的下腹痛,其治疗方案也不同,现具体列举几个典型腹痛原因的治疗加以叙述。

1.急性盆腔炎 首先静脉给予抗生素,若3天后体温下降不明显,应更换抗生素,临床症状好转后,改为口服抗生素。药敏试验结果出来后,应改用敏感的抗生素。对诊断有怀疑的病例,门诊治疗效果不佳、体温高于38℃者,以及怀疑有输卵管、卵巢脓肿者,均应住院治疗。宫腔有残留组织者,在用药物控制感染的同时,用卵圆钳小心的清除宫腔的内容物,避免做刮宫手术。有宫腔积脓时,应扩张宫口使脓液引流通畅。已形成脓肿者,根据脓肿部位采取切开排脓手术。

2.盆腔子宫内膜异位症 药物治疗适用于病情较轻,卵巢巧克力囊肿不大者。疗程一般为6～9个月。若作为手术前后的辅助治疗,疗程可缩短为3～6个月。症状轻者疼痛时,可口服吲哚美辛、布洛芬等缓解症状;可用假绝经疗法(口服达那唑或孕三烯酮),药物性卵巢切除(亮丙瑞林或戈舍瑞林),假孕疗法(甲羟孕酮或羟孕酮),如药物治疗不缓解,局部病变加剧或生育功能仍未恢复,卵巢子宫内膜异位囊肿直径大于6cm,迫切希望生育者,建议其住院手术治疗。

3.异位妊娠 腹腔内出血多,有休克症状者,应立即就地抢救,建立补液通道,抗休克治疗,同时行腹腔穿刺或后穹隆穿刺,急需做尿妊娠实验,有条件时可做床边B超,以明确诊断,明确后立即住院治疗;如腹腔内出血不多,可保守治疗,监测生命体征。

4.卵巢肿瘤蒂扭转 一经确诊需住院治疗,患者如为年轻女性,建议住院后立即剖腹探查,如证实一侧卵巢已扭转坏死且无保留价值,应行一侧附件切除术,根据病理明确肿瘤性质,确定下一步手术及治疗方案;如为中老年女性,下腹痛不明显,可暂行非手术观察,必要时抗感染治疗。

四、临床经验和诊治进展

下腹痛原因复杂,根据患者年龄、有无性生活史、疼痛发作原因或诱因,仔细询问病史,疼痛发作的时间、性质、部位和伴随症状,以及与体位的关系,均有利于正确诊断。同时,需详细询问月经史、过去史、既往类似发作史和盆腔包块史。同时,需参考体格检查结果和辅助检查结果。以上均有利于病情诊断。

第四节　外阴瘙痒

外阴瘙痒是妇科患者常见的症状,多由外阴各种不同病变所引起,但也可发生于外阴完全正常者。当瘙痒严重时,患者多坐卧不安,以致影响生活和工作。引起外阴瘙痒的原因主要有局部原因和全身性原因两种。

1.局部原因

(1)特殊感染:念珠菌阴道炎和滴虫性阴道炎是引起外阴瘙痒最常见的原因。阴虱、疥疮也可导致瘙痒。蛲虫病引起的幼女肛门周围及外阴瘙痒以夜间为甚,常影响其睡眠。

(2)外阴鳞状上皮细胞增生:以奇痒为主要症状,伴有外阴皮肤发白。

(3)药物过敏或化学品刺激:肥皂、避孕套、苯扎溴铵等可因直接刺激或过敏而引起接触性或过敏性皮炎,出现外阴瘙痒症状。

(4)不良卫生习惯:不注意外阴局部清洁,皮脂、汗液、经血、阴道分泌物长期刺激,或尿、粪浸渍,可引起外阴瘙痒;经期卫生巾、平时穿不透气化纤内裤,均可因局部长时间湿热郁积而诱发瘙痒。

(5)其他皮肤病变:擦伤、寻常疣、疱疹、湿疹、肿瘤等均可引起外阴刺痒。

2.全身性原因

(1)糖尿病:由于尿糖对外阴皮肤的刺激,特别是伴发念珠菌外阴炎时,外阴瘙痒特别严重。不少患者均是先因外阴瘙痒和发红而就医,经过进一步检查才确诊为糖尿病。

(2)黄疸:维生素 A 和 B 族维生素缺乏、贫血、白血病等慢性病患者出现外阴瘙痒时,常为全身瘙痒的一部分。

(3)妊娠期肝内胆汁淤积症亦可出现包括外阴在内的全身皮肤瘙痒。

(4)妊娠期和经前期外阴部充血,偶可导致外阴瘙痒不适。

(5)不明原因外阴瘙痒:部分患者外阴瘙痒十分严重,甚至萌发自杀念头,但找不到明显的全身或局部原因。目前有学者认为,其发病可能与精神或心理方面因素有关。

一、外阴瘙痒的临床表现

1.外阴瘙痒部位　外阴瘙痒多位于阴蒂、小阴唇、大阴唇、会阴甚至肛周等皮损区。长期搔抓可出现抓痕、血痂或继发性毛囊炎。

2.外阴瘙痒症状特点　外阴瘙痒常为阵发性发作,也可为持续性,通常夜间加重。瘙痒程度因不同疾病和不同个体而有差异。

二、外阴瘙痒的诊断

外阴瘙痒多位于阴蒂、小阴唇,也可波及大阴唇、会阴甚至肛周等皮损区,常为阵发性发作,也可为持续性,一般夜间加剧。瘙痒程度因不同疾病和不同个体而有明显差异。长期搔抓可引起抓痕、血痂或激发毛囊炎。阴虱因其足紧抱于毛干下端,其头深入毛囊而不易被发现,但附于毛干上的呈铁锈色虫卵易于找到。仔细寻找可在阴毛间见到散在长为1~2mm的血灰色阴虱。无原因的外阴瘙痒一般仅发生在生育年龄或绝经后妇女,多波及整个外阴部,但也可仅局限于某处或单侧外阴,虽瘙痒十分严重,甚至难以忍受,但局部皮肤和黏膜外观正常,或仅有因搔抓过度而出现的抓痕和血痂。诊断时应详细询问发病经过,仔细进行局部和全身检查及必要的化验检查,尽可能找出病因。

三、外阴瘙痒的治疗

1.一般治疗　注意经期卫生,保持外阴清洁干燥,切忌搔抓。不要用热水洗烫。忌用肥皂。有感染时可用1∶5000高锰酸钾液坐浴,但严禁局部擦洗。衣着特别是内裤要宽松透气。忌酒及辛辣或过敏食物。

2.病因治疗　消除引起瘙痒的局部或全身性因素,如滴虫、念珠菌感染或糖尿病等。若找到阴虱,应剃净阴毛,内裤和被褥要煮洗,局部可涂擦5%氯化氨基汞(白降汞)软膏。配偶也应同时治疗。

3.对症治疗

(1)外用药:急性瘙痒可用1%间苯二酚加1‰依沙吖啶溶液,或3%硼酸液湿敷,洗后局部涂擦40%氧化锌油膏;慢性瘙痒可用糖皮质激素类软膏或2%苯海拉明软膏涂擦。

(2)内服药:症状严重时,口服美克洛嗪(氯苯甲嗪)4mg,苯海拉明25mg或异丙嗪25mg,兼有镇静和脱敏功效。

(3)乙醇注射疗法:对外阴皮肤完全正常,但瘙痒严重,其他治疗无效的患者,亦可采用皮下注射纯乙醇治疗。

四、临床经验与诊治进展

对于滴虫阴性道炎患者治疗结束后,于下次月经干净后复查分泌物,经 3 次月经后复查滴虫均为阴性者方可称为治愈。滴虫可通过性交直接传染,故夫妇双方应同时治疗,治疗期间避免性生活或采用避孕套,注意防止厕所、盆具、浴室、衣物等交叉感染。对于复发性外阴阴道念珠菌病的患者应检查其原因,如是否有糖尿病、应用抗生素、应用雌激素或甾体激素、穿紧身化纤内裤、局部药物刺激等,消除诱因,并检查是否并发有其他感染性疾病,如艾滋病、滴虫阴性道炎、细菌性阴道炎等。老年性阴道炎引起的外阴瘙痒,如并发有血性白带或少量不规则阴道出血的患者,应除了子宫颈、子宫体恶性肿瘤外,若行激素替代治疗,应先按照激素替代治疗的要求进行检查,合格者方可应用,治疗期间应严密监测,定期复查。若有乳腺癌或子宫内膜癌病史则慎用激素替代疗法。

第五节　下腹部肿块

下腹部肿块是妇科患者就医时的常见主诉。肿块可能是患者本人或家属在无意中发现的,或因其他症状(如下腹痛、阴道出血等)做妇科检查时被发现。根据肿块质地不同。可分为:①囊性。一般为良性病变,如充盈的膀胱、卵巢囊肿、输卵管积水等。②实性。除妊娠子宫、子宫肌瘤、卵巢纤维瘤、附件肿块等实性块物为良性外,其他实性肿块应首先考虑为恶性肿瘤。

根据发病器官或部位的不同,下腹部肿块可来自肠道、泌尿道、腹壁、腹腔或生殖道等。但以源自生殖道者最多。

一、下腹部肿块的临床表现

根据肿块不同来源及性质有不同临床表现,如为子宫肌瘤,可有月经过多、经期延长,甚至压迫膀胱及直肠的相应压迫症状;如为子宫腺肌瘤,一般伴有明显痛经;如为卵巢来源肿瘤,多有下腹胀痛、腰酸、腹部可触及包块;如为粪块,可有明显的便秘、停止排便情况;如为结肠癌,多伴有下腹隐痛、便秘、腹泻或便秘腹泻交替及粪便中带血史,晚期出现贫血、消瘦。

二、下腹部肿块的诊断

1.**子宫增大** 凡位于下腹正中且与宫颈相连的肿块,多为子宫增大。子宫增大有如下几种可能。

(1)妊娠子宫:育龄妇女有停经史,且在下腹部叩及包块,应首先考虑为妊娠子宫。停经后出现不规则阴道出血且子宫迅速增大者,可能为葡萄胎。妊娠早期子宫峡部变软时,宫体似与宫颈分离,此时应警惕将宫颈误认为宫体,而将妊娠子宫误诊为卵巢肿瘤。

(2)子宫肌瘤:子宫均匀增大,或表面有单个或多个球形隆起。子宫肌瘤的典型症状为月经过多。带蒂的浆膜下肌瘤仅蒂与宫体相连,且一般无症状,故检查时有可能将其误诊为卵巢实质性肿瘤。

(3)子宫腺肌病:子宫均匀增大、质硬,一般不超过妊娠 12 周子宫大小。患者多伴有明显痛经、经量增多及经期延长。

(4)子宫畸形:双子宫或残角子宫可叩及子宫另一侧有与其对称或不对称的包块,两者相连,硬度亦相同。

(5)子宫阴道积血或子宫积脓:子宫及阴道积血多系处女膜闭锁或阴道横膈引起的经血外流受阻所致。患者至青春期无月经来潮。但是,有周期性腹痛及下腹部肿块叩及。子宫亦可因宫腔积脓或积液而增大,可见于子宫内膜癌、老年性子宫内膜炎并发子宫积脓或在宫颈癌放射治疗后多年出现。

(6)子宫恶性肿瘤:围绝经期或绝经后患者子宫增大,伴有不、规则阴道出血,应考虑子宫内膜癌的可能。子宫增长迅速,伴有腹痛及不规则阴道出血者可能为子宫肉瘤。以往有生育或流产史,特别是有葡萄胎史者,若子宫增大,甚至外形不规则,且伴有子宫出血时,应考虑子宫绒毛膜癌的可能。

2.**子宫附件肿块** 在正常情况下,子宫附件包括输卵管和卵巢均难以叩及。当附件出现肿块时,多属病理现象,常见的子宫附件肿块有如下几种可能。

(1)输卵管妊娠:肿块位于子宫旁,大小、形状不一,有明显触痛。患者多有短期停经后阴道持续少量出血及腹痛史。

(2)附件炎性肿块:肿块多为双侧性,位于子宫两旁,与子宫有粘连,压痛明显。急性附件炎症时患者有发热、腹痛。慢性附件炎症时患者有不育及下腹部隐痛史,甚至反复出现急性盆腔炎发作。

(3)卵巢非赘生性囊肿:多为单侧可活动的囊性包块,直径一般不超过 6cm。黄体囊肿可在妊娠早期叩及,葡萄胎患者常并发一侧或双侧卵巢黄素化囊肿。卵巢子宫内膜异位囊肿多为与子宫有粘连、活动受限且有压痛的肿块。

(4)卵巢赘生性囊肿:不论肿块大小,凡其表面光滑、囊性且可活动者多为良性肿瘤。凡肿块为实性,表面不规则,活动受限,特别是盆腔内叩及其他结节或伴有胃肠道症状者多为卵巢恶性肿瘤。

3.肠道肿块

(1)粪块嵌顿:块物常位于左下腹,多呈圆锥状,直径为 4～6cm,质偏实,略能推动。灌肠排便后块物消失。

(2)骶尾部脓肿:肿块位于右下腹,边界不清,离子宫较远且固定,有明显压痛,伴发热、白细胞增高和血沉加快。初发病时先有脐周疼痛,以后疼痛逐渐转移并局限于右下腹。

(3)腹部手术或感染后继发的肠管、大网膜粘连:肿块边界不清,叩诊时部分区域呈鼓音。患者以往有手术史或盆腔感染史。

(4)肠系膜肿块:部位较高,肿块表面光滑,向左右移动度大,向上下移动受限制。易误诊为卵巢肿瘤。

(5)结肠癌:肿块位于一侧下腹部,呈条块状,略能推动,有轻压痛。患者多有下腹隐痛、便秘、腹泻或便秘腹泻交替出现及粪便中带血史,晚期出现贫血、消瘦。

4.泌尿系肿块

(1)充盈膀胱:肿块位于下腹正中、耻骨联合上方,呈囊性,表面光滑,不活动。导尿后囊性肿块消失。

(2)盆腔肾:先天异位肾可位于髂窝部或盆腔内,形状类似正常肾,但略小,一般无自觉症状。静脉尿路造影可确诊。

5.腹壁或腹腔肿块

(1)腹壁血肿或脓肿:位于腹壁内,与子宫不相连,患者有腹部手术或外伤史。为了区别是否腹壁肿块,可让患者抬起头部使腹肌紧张,若为腹壁肿块则肿块更明显。

(2)腹膜后肿瘤或脓肿:肿块位于直肠和阴道后方,与后腹壁固定,不活动,多为实性,以肉瘤最常见;亦可为囊性,如良性畸胎瘤、脓肿等。静脉尿路造影可见输尿管移位。

(3)腹水:大量腹水易与巨大卵巢囊肿混淆。腹部两侧浊音,脐周鼓音为腹水特征。但腹水可并发卵巢肿瘤,采用腹部冲击触诊法可发现潜在的肿块。

(4)包裹性结核性腹膜炎:肿块为囊性,表面光滑,界限不清,固定不活动。囊肿可随患者病情加剧而增大或好转或缩小。

(5)直肠子宫陷凹脓肿:肿块呈囊性,向后穹隆突出,压痛明显,伴发热及急性盆腔腹膜炎体征。后穹隆穿刺抽出脓液可确诊。

三、下腹部肿块的治疗

首先明确诊断后再对症处理,现就几种妇科常见下腹部肿块治疗原则介绍如下。

1.葡萄胎　一经确诊,可在门诊或住院部行吸宫术,吸管应尽量选用大号;为预防术中发生大出血,术前应做好输血准备;术前术后应用抗生素。子宫大于妊娠12周者,可于1周后再次刮宫1次,葡萄胎排出后,每周测定血或尿人绒毛膜促性腺激素(HCG)1次,至正常后每半月测定1次,3个月后,每月测定1次。1年后每半年测定1次,随诊2年,避孕套避孕2年。

2.子宫肌瘤　①非手术治疗。主要用于手术前准备及围绝经期过度治疗,可口服米非司酮或人促性腺激素释放激素(GnRH)治疗,也可行栓塞、高频超声聚焦消融术。②手术治疗。可行开腹或腹腔镜子宫肌瘤剔除,或子宫切除术。

3.卵巢肿瘤　一经发现卵巢肿瘤,应行手术以明确诊断,切除肿瘤,恶性肿瘤则可行手术-病理分期。术中不能明确诊断者,应将切下的卵巢肿瘤送快速术中冷冻组织病理学检查进行确诊。手术可通过腹腔镜和(或)剖腹进行,腹腔镜大多用来进行卵巢肿瘤的诊断,同时根据卵巢肿瘤的性质、组织学类型、手术-病理分期和患者的年龄等因素,来决定治疗的目的和是否进行手术后的辅助治疗。

四、临床经验和诊治进展

就不同疾病引起的下腹部肿块选择性讨论几种临床上常见的典型疾病的研究进展如下。

1.药物治疗子宫肌瘤的研究进展　子宫肌瘤是激素依赖性肿瘤,以往认为雌激素是肌瘤生长的主要促进因素,已有大量研究发现孕激素在肿瘤发病过程中起重要作用,孕激素与黄体酮受体可调节肌瘤细胞的有丝分裂活动,促进肿瘤增殖,目前也以此原理应用抗孕激素类药物治疗子宫肌瘤。主要应用的药物如下。

(1)孕三烯酮(内美通):是一种合成的睾酮衍生物,具有抗孕激素、抗雌激素和中度抗性腺激素及轻度雄激素作用,服用孕三烯酮后可抑制垂体分泌黄体生成素(LH)、卵泡刺激素(FSH),使体内雌激素、孕激素水平明显下降,从而抑制子宫肌瘤生长。

(2)促性腺激素释放激素激动剂:此类药物由于对下丘脑-垂体-性腺轴功能有

双向调节作用,连续给药可抑制卵泡刺激素和黄体生成素的分泌,降低雌二醇到绝经水平,以抑制子宫肌瘤生长并使其缩小。

(3)米非司酮:作用机制尚不明确,可能与降低肌瘤中雌激素及孕激素受体有关。

2.复发性卵巢癌的诊治原则

(1)治疗敏感性预测:诱导化疗的反应性、卵巢癌诱导化疗停止至复发的间隔是判断复发后治疗有效性的重要指标。复发时间在停止诱导化疗 12 个月以上者对治疗敏感;间隔 2 年以上复发者,50%对化疗敏感;时间间隔越长,治疗出现缓解的机会越大,复发后中位生存时间为 12~24 个月。

(2)治疗:对卵巢癌患者而言,一旦复发,治疗目的就由治愈转为姑息性治疗,复发性卵巢癌(ROC)几乎均难以治愈。治疗的主要目标是减轻肿瘤所引起的症状,有肠梗阻者解除肠梗阻;减少治疗不良反应;延长生存期;改善生活质量。治疗时机为:首先,有或无 CA125 水平升高,出现复发症状,有临床或影像学证据;其次,无复发症状,有 CA125 水平升高,有临床或影像学证据;再者,有复发症状,CA125 水平升高,但无临床或影像学证据,单纯 CA125 升高不是复发性卵巢癌干预治疗的指标。再次肿瘤细胞减灭术适用于:第一,患者一般条件好;第二,治疗间歇期(TFI)>12 个月;第三,无难治性腹水;第四,复发病灶局限于腹腔,特别是单个孤立病灶;第五,预计能够达到理想减瘤术者。

第二章 女性生殖系统炎症

第一节 外阴炎

一、非特异性外阴炎

各种病原体侵犯外阴均可引起外阴炎,以非特异性外阴炎多见。

【诊断标准】

1.临床表现

(1)病史:糖尿病、尿瘘、粪瘘,阴道灌洗史等。

(2)症状:外阴部瘙痒、疼痛及灼热感,阴道分泌物增多。

(3)妇科检查:急性炎症时小阴唇内外侧红肿,可呈片状湿疹,严重时可见脓疱形成或浅小溃疡。慢性炎症时外阴皮肤粗糙增厚,可出现皲裂以及腹股沟淋巴结肿大。

2.辅助检查 需除外特异性外阴炎。

(1)阴道分泌物生理盐水悬液检查滴虫、真菌,除外特异性阴道炎引起的外阴炎。

(2)阴道分泌物检查清洁度、pH(一般清洁度多为Ⅲ度,pH>4.5);宫颈分泌物检查衣原体、淋病奈瑟菌。必要时行阴道分泌物细菌培养及药物敏感试验。

(3)外阴部溃疡必要时做活体组织病理检查及梅毒血清学检查。

(4)检查尿糖及血糖。

【治疗原则】

1.一般治疗

(1)保持外阴干燥,避免搔抓。

(2)0.02%高锰酸钾溶液坐浴,每日2~3次;或3%~5%硼酸水坐浴,每日1~2次。

2.药物治疗 应针对病原体选择抗生素治疗。

二、尿道旁腺炎

尿道旁腺开口位于尿道口后壁两侧,当尿道发生感染时,致病菌可潜伏于尿道旁腺而致尿道旁腺炎。致病菌主要为淋球菌、葡萄球菌、大肠埃希菌和链球菌等。

【诊断标准】

1.临床表现

(1)病史:有尿道炎病史。

(2)症状:尿频、尿急、尿痛及排尿后尿道灼热感和疼痛。

(3)妇科检查:尿道口后壁两侧腺管开口处充血、水肿,用手指按压有脓性分泌物溢出。

2.辅助检查

(1)在腺管开口处取脓性分泌物做涂片及细菌培养,如涂片及培养有淋球菌或其他致病菌生长即可明确诊断。

(2)中段尿镜检尿液中有较多的白细胞,表示存在泌尿系感染。

【治疗原则】

(1)抗生素治疗,如为淋病奈瑟菌感染按淋病奈瑟菌性尿道炎治疗,可用第三代头孢类药物。如对头孢类药物过敏可应用大观霉素 2g,一次肌内注射。性伴同时治疗。其他细菌感染时可按细菌培养及药敏试验结果给药。

(2)治疗结束后需继续随访,在感染部位再取分泌物做涂片及细菌培养,以观察疗效。

三、前庭大腺炎、前庭大腺脓肿、前庭大腺囊肿

前庭大腺炎多发生于生育年龄妇女、婴幼儿。急性炎症期因腺管口肿胀或渗出物凝聚而阻塞,脓液不能外流积存而形成脓肿,称前庭大腺脓肿。慢性期脓液逐渐吸收而成为清晰透明黏液,称为前庭大腺囊肿。主要病原为淋球菌及其他细菌。

(一)急性前庭大腺炎及前庭大腺脓肿

【诊断标准】

1.临床表现

(1)症状:一侧外阴局部疼痛、肿胀,当脓肿形成时疼痛加剧。

(2)妇科检查:大阴唇下 1/3 处有硬块,表面红肿,压痛明显。当脓肿形成,可有波动感,当脓肿增大,表皮可自行破溃。

2.辅助检查　前庭大腺开口处或破溃处取脓液做涂片及细菌培养。

【治疗原则】

1.急性前庭大腺炎

(1)卧床休息,保持局部清洁。

(2)局部用。

(3)针对病原应用抗生素。

2.前庭大腺脓肿 当脓肿局限,边界清晰,有波动感时应及时切开引流。脓液引流后放置引流条,24小时后取出,0.02%高锰酸钾溶液坐浴。

(二)前庭大腺囊肿

【诊断标准】

1.病史 有前庭大腺急性炎症史或有淋病史。

2.临床表现

(1)症状:外阴部坠胀感,性交不适。

(2)妇科检查:在一侧大阴唇后部下方有囊性包块,常向大阴唇外侧突出,无触痛,边界清楚。

3.辅助检查 诊断困难时,可做局部穿刺,抽得的黏液送细菌培养和做药物敏感试验。

【治疗原则】

囊肿较小且无症状可随访。囊肿较大或反复急性发作宜行囊肿造口术,术后仍可保持腺体功能。

四、外阴溃疡

外阴溃疡可因外阴炎症(特异性外阴炎、单纯疱疹病毒感染、外阴结核、梅毒、软下疳等)、白塞病、外阴癌等引起。

【诊断标准】

1.临床表现

(1)非特异性外阴炎搔抓后,局部疼痛,可伴低热、乏力等,溃疡周围有明显炎症。

(2)疱疹病毒感染,起病急,疱疹破后形成溃疡,可伴或不伴发热、腹股沟淋巴结肿大及全身不适。溃疡基底灰黄色,多伴疼痛,明显充血水肿,可自愈,但常复发。

(3)白塞病发展中的一个阶段可为急性外阴溃疡,与眼、口腔病变先后出现,可分为坏疽、下疳粟粒型。

(4)梅毒、软下疳见性病。

(5)外阴结核及外阴癌可表现为慢性溃疡。

2.辅助检查

(1)分泌物做细菌培养、血清学检测。

(2)久治不愈者应做活组织检查,除外结核与癌。

【治疗原则】

(1)保持外阴干燥、清洁,避免摩擦搔抓。

(2)0.02％高锰酸钾坐浴。

(3)非特异性外阴炎引起的溃疡局部用抗生素软膏。白塞病需注意改善全身情况,急性期可用皮质类固醇激素缓解症状。局部用复方新霉素软膏,1％～2％硝酸银软膏。其他原因引起的溃疡按不同的病因采取不同的治疗。

第二节　阴道炎

一、滴虫性阴道炎

滴虫性阴道炎是由阴道毛滴虫感染引起的生殖道炎症。主要经性接触直接传播,也可间接传播。

【诊断标准】

1.临床表现

(1)阴道分泌物增多,多呈泡沫状、黄绿色。

(2)外阴瘙痒、灼热感。

(3)部分患者有尿频等症状。

(4)少数女性表现轻微,甚至没有症状。

(5)妇科检查:体检可见外阴阴道黏膜充血,阴道分泌物多呈泡沫状、黄绿色。

2.辅助检查　下列方法任何一项阳性即可确诊:

(1)悬滴法:在阴道分泌物中找到阴道毛滴虫,但其敏感性仅为60％～70％,且需要立即湿片检查以获得最佳效果。

(2)培养法:最为敏感及特异的诊断方法,准确率达98％。对于临床可疑而悬滴法结果阴性的女性,可做滴虫培养。

【治疗原则】

1.治疗方案　主要是硝基咪唑类药物。滴虫性阴道炎经常合并其他部位的滴虫感染,故不推荐局部用药。

(1)推荐方案:全身用药——甲硝唑 2g,单次口服;或替硝唑 2g,单次口服。

(2)替代方案:全身用药——甲硝唑,400mg,口服,2 次/天,共 7 天。

对于不能耐受口服药物或不适宜全身用药者,可选择阴道局部用药,但疗效低于口服用药。

(3)注意事项:患者服用甲硝唑 24 小时内或在服用替硝唑 72 小时内应禁酒。

2.性伴的治疗　对性伴应同时治疗,并告知患者及性伴治愈前应避免无保护性交。

3.随访　治疗后无临床症状者不需随访。

二、外阴阴道假丝酵母菌病

外阴阴道假丝酵母菌病(VVC)主要由假丝酵母菌感染引起的阴道炎症。VVC 分为:单纯性 VVC 和复杂性 VVC。单纯性 VVC 是指正常非孕宿主发生的散发由白色念珠菌所致的轻度 VVC。复杂性 VVC 包括:复发性 VVC、重度 VVC、妊娠期 VVC、非白念珠菌所致的 VVC 或宿主为未控制的糖尿病、免疫低下者。重度 VVC 是指临床症状严重,外阴或阴道皮肤黏膜有破损,按 VVC 评分标准(表 2-1),评分≥7 分为重度 VVC。复发性外阴阴道假丝酵母菌病(RVVC)是指一年内有症状性 VVC 发作≥4 次。

表 2-1　VVC 的评分标准

评分项目	0	1	2	3
瘙痒	无	偶有发作,可被忽略	能引起重视	持续发作,坐立不安
疼痛	无	轻	中	重
充血、水肿	无	<1/3 阴道充血	1/3~2/3 阴道壁充血	>2/3 阴道壁充血
抓痕、皲裂、糜烂	无			有
分泌物量	无	较正常稍多	量多,无溢出	量多,有溢出

【诊断标准】

1.临床表现

(1)外阴痒,可伴外阴、阴道烧灼感。

(2)白带增多,呈白色豆渣样或凝乳样。

(3)妇科检查外阴局部充血、肿胀,小阴唇内侧及阴道黏膜表面有白色片状薄膜或凝乳状物覆盖。

2.辅助检查

(1)悬滴法:10%KOH 镜检,菌丝阳性率 70%～80%。生理盐水法阳性率低,不推荐。

(2)涂片法:革兰染色法镜检,菌丝阳性率 70%～80%。

(3)培养法:RVVC 或有症状但多次显微镜检查阴性者,应采用培养法,同时进行药物敏感试验。

【治疗原则】

1.基本原则

(1)积极去除 VVC 的诱因。

(2)规范化应用抗真菌药物,首次发作或首次就诊是规范化治疗的关键时期。

(3)性伴无须常规治疗;RVVC 患者的性伴应同时检查,必要时给予治疗。

(4)不常规进行阴道冲洗。

(5)VVC 急性期间避免性生活或性交时使用安全套。

(6)同时治疗其他性传播疾病。

(7)强调治疗的个体化。

(8)长期口服抗真菌药物要注意监测肝、肾功能及其他相关不良反应。

2.抗真菌治疗

(1)治疗方法包括阴道用药和口服用药两种。

(2)治疗方案:

1)单纯性 VVC:下列方案任选一种,具体方案如下。

①阴道用药:

咪康唑软胶囊 1200mg,单次用药。

咪康唑栓/软胶囊 400mg,每晚 1 次,共 3 日。

咪康唑栓 200mg,每晚 1 次,共 7 日。

克霉唑栓/片 500mg,单次用药。

克霉唑栓 100mg,每晚 1 次,共 7 日。

制霉菌素泡腾片 10 万 U,每晚 1 次,共 14 日。

制霉菌素片 50 万 U,每晚 1 次,共 14 日。

②口服用药:氟康唑,150mg,顿服,共 1 次。

2)重度 VVC:应在治疗单纯性 VVC 方案基础上,延长疗程。症状严重者,局部应用低浓度糖皮质激素软膏或唑类霜剂。氟康唑:150mg,顿服,第 1、4 天应用。其他可以选择的药物还有伊曲康唑等,但在治疗重度 VVC 时,建议 5～7 天的疗程。

3）妊娠期 VVC：早孕期权衡利弊慎用药物。选择对胎儿无害的唑类阴道用药，而不选用口服抗真菌药物治疗。具体方案同单纯性 VVC，但长疗程方案疗效会优于短疗程方案。

4）复发性 VVC：治疗原则包括强化治疗和巩固治疗。根据培养和药物敏感试验选择药物。在强化治疗达到真菌学治愈后，给予巩固治疗半年。下述方案仅供参考。

①强化治疗：治疗至真菌学转阴。具体方案如下。

口服用药，氟康唑 150mg，顿服，第 1、4、7 天应用。

阴道用药，咪康唑栓/软胶囊 400mg，每晚 1 次，共 6 日。咪康唑栓 1200mg，第 1、4、7 天应用。克霉唑栓/片 500mg，第 1、4、7 天应用。克霉唑栓 100mg，每晚 1 次，7～14 日。

②巩固治疗：目前国内、外没有较为成熟的方案，建议对每月规律性发作一次者，可在每次发作前预防用药一次，连续 6 个月。对无规律发作者，可采用每周用药一次，预防发作，连续 6 个月。对于长期应用抗真菌药物者，应监测肝肾功能。

3.随访　症状持续存在或 2 个月内再发作者应进行随访。对 RVVC 在治疗结束后 7～14 天、1 个月、3 个月和 6 个月各随访一次，3 个月以及 6 个月时建议同时进行真菌培养。

三、细菌性阴道病

细菌性阴道病（BV）是以阴道乳杆菌减少或消失，相关微生物增多为特征的临床症候群。与 BV 发病相关的微生物包括：阴道加德纳菌、普雷沃菌属、动弯杆菌、拟杆菌、消化链球菌、阴道阿托普菌和人型支原体等。

【诊断标准】

大约半数 BV 患者无临床症状，有症状者可表现为白带增多伴腥臭味，体检见外阴阴道黏膜无明显充血等炎性反应，阴道分泌物均质稀薄。

BV 主要根据临床诊断（Amsel 标准），下列 4 项临床特征中至少 3 项阳性可诊断为 BV：①线索细胞阳性；②氨试验阳性；③阴道 pH 大于 4.5；④阴道均质稀薄分泌物。其中线索细胞阳性是必备条件。

有条件者可采用阴道涂片 Nugent 评分诊断。

【治疗原则】

1.治疗指征　有症状患者、妇科和产科手术前患者、无症状孕妇。

2.具体方案

(1)首选方案:甲硝唑 400mg,口服,每日 2 次,共 7 天;或甲硝唑阴道栓(片)200mg,每日 1 次,共 5～7 天;或 2%氯洁霉素膏(5g),阴道上药,每晚 1 次,共 7 天。

(2)替换方案:氯洁霉素 300mg,口服,每日 2 次,共 7 天。

(3)可选用恢复阴道正常菌群的微生态制剂。

3.性伴的治疗　无需常规治疗性伴。

4.随访　治疗后若症状消失,无需随访。对妊娠合并 BV 需要随访治疗效果。

四、幼女性阴道炎

幼女性阴道炎常与外阴炎并存,多见于 1～5 岁幼女。常见病原体有葡萄球菌、链球菌、大肠埃希菌、变形杆菌等。可因外阴不洁或直接接触污物引起,也可由阴道异物所致。

【诊断标准】

1.病史　有接触污物史或有阴道异物史。

2.临床表现

(1)患儿因外阴痒痛而哭闹不安,常用手抓外阴。

(2)妇科检查:

①外阴红肿,前庭黏膜充血,有脓性分泌物自阴道口流出。有时可见小阴唇相互粘连,严重者甚至可致阴道闭锁。

②用小指作肛指或用鼻镜、宫腔镜、B超检查,注意有无阴道异物,如有血性分泌物时应排除生殖道恶性肿瘤。任何阴道排出物都应送病理检查。

3.辅助检查

(1)取分泌物找滴虫、真菌、蛲虫卵。

(2)分泌物涂片染色找致病菌。

(3)必要时取分泌物做细菌、衣原体、淋病奈瑟菌等培养,并做药敏试验。

【治疗原则】

(1)去除病因,如有阴道异物应取出。保持外阴清洁、干燥。

(2)0.5%～1%乳酸溶液通过小号导尿管冲洗阴道或清洗外阴,局部敷以红霉素软膏。

(3)久治不愈或反复发作者,可在外敷软膏内加入少量己烯雌酚(0.05mg 以下)。

(4)根据致病菌及药敏试验,选用敏感抗生素口服或肌内注射。

五、老年性阴道炎

老年性阴道炎是由于卵巢功能衰退,雌激素水平降低,阴道黏膜抵抗力减弱,致病菌易于侵入而引起的阴道炎。

【诊断标准】

1.病史　月经史、绝经时间、卵巢手术史、有关疾病史或盆腔放射治疗史。

2.临床表现

(1)白带增多,多为黄水状,感染严重时白带可呈脓性或脓血性,有臭味。

(2)外阴瘙痒、灼热感,可伴盆腔腹胀不适。

(3)妇科检查阴道黏膜皱襞消失,上皮菲薄,黏膜充血,表面有散在小出血点或点斑状出血。

3.辅助检查

(1)阴道涂片底层细胞多,清洁度差。

(2)取阴道分泌物查滴虫及真菌。

【治疗原则】

1.全身用药　可考虑激素替代治疗。

2.局部用药

(1)1％乳酸溶液或 0.5％醋酸溶液或 3％硼酸液清洗外阴,每日 1 次。

(2)针对致病微生物治疗。

3.治疗注意点

(1)有血性白带或少量不规则阴道流血的患者,应除外子宫恶性肿瘤。

(2)若行激素治疗,应除外生殖器肿瘤,治疗期间应严密监测,定期复查。

第三节　黏液脓性宫颈炎

黏液脓性宫颈炎是常见的女性下生殖道感染。最常见的原因是淋病奈瑟菌及沙眼衣原体感染,其他病原体为链球菌、葡萄球菌、病毒等。

【诊断标准】

1.临床表现

(1)大部分患者无典型症状。有症状者主要表现为阴道分泌物增多,呈黏液脓性,此外,可出现经间期出血、性交后出血等症状。

(2)妇科检查见宫颈充血、水肿、黏膜外翻,有黏液脓性分泌物附着甚至从宫颈管流出,易伴接触性出血。

2.体征

出现如下两个特征性体征之一,且显微镜检查阴道分泌物白细胞增多,即可做出宫颈炎症的初步诊断。宫颈炎症诊断后,需进一步做衣原体及淋病奈瑟菌的检测。

(1)两个特征性体征:①于宫颈管或宫颈管棉拭子标本上,肉眼见到脓性或黏液脓性分泌物。②用棉拭子擦拭宫颈管时,容易诱发宫颈管内出血。

(2)白细胞检测:可检测宫颈管分泌物或阴道分泌物中的白细胞,后者需排除引起白细胞增高的阴道炎症。宫颈管脓性分泌物涂片做革兰染色,中性粒细胞＞30/Hp或阴道分泌物湿片检查白细胞＞10/Hp。

(3)病原体检测:应做衣原体及淋病奈瑟菌的检测,以及有无细菌性阴道病及滴虫性阴道炎。可以同时做宫颈管分泌物的细菌培养,包括需氧菌及厌氧菌。

【治疗原则】

1.治疗策略　主要为抗生素药物治疗。对于获得病原体者,针对病原体选择抗生素。对病原体不明的患者可采用广谱经验性抗生素治疗,抗菌谱应覆盖需氧菌、厌氧菌、衣原体[和(或)淋病奈瑟菌]、支原体等。

2.用药方案　对于合并细菌性阴道病者,同时治疗细菌性阴道病。

3.随访　治疗后症状持续存在者,应随诊。对持续性宫颈炎症,需了解有无再次感染性传播疾病,性伙伴是否已进行治疗,阴道菌群失调是否持续存在。

第四节　盆腔炎性疾病

盆腔炎性疾病(PID)包括子宫内膜炎、子宫肌炎、输卵管炎、输卵管卵巢炎、输卵管-卵巢脓肿、盆腔结缔组织炎及盆腔腹膜炎。几乎所有的盆腔炎都由上行感染所致,最重要的病原体为沙眼衣原体和(或)淋病奈瑟菌。引起盆腔炎的其他病原体还有需氧及兼性厌氧菌等。

以往所说的慢性盆腔炎现多被视为盆腔炎性疾病的后遗症。

【诊断标准】

PID的临床表现各异,因此其诊断通常依据临床症状、体征和实验室检查。在性活跃女性及其他患性传播感染危险患者,如满足最低诊断标准又无其他病因,应开始 PID 经验治疗。

1.最低诊断标准　子宫压痛或附件压痛或宫颈举痛。

2.支持 PID 诊断的附加条件

(1)口腔温度≥38.3℃。

(2)宫颈或阴道黏液脓性分泌物。

(3)阴道分泌物显微镜检查有大量白细胞。

(4)红细胞沉降率加快。

(5)C 反应蛋白水平升高。

(6)实验室检查证实有宫颈淋病奈瑟菌或沙眼衣原体感染。

如有条件应积极寻找致病微生物。

3.PID 的最特异诊断标准

(1)子宫内膜活检显示有子宫内膜炎的病理组织学证据。

(2)经阴道超声检查或磁共振显像技术显示输卵管管壁增厚、管腔积液,可伴有盆腔游离液体或输卵管卵巢包块。

(3)腹腔镜检查结果符合 PID 表现。

【治疗原则】

1.原则　以抗生素抗感染治疗为主,必要时行手术治疗。根据经验选择广谱抗生素覆盖可能的病原体,包括淋病奈瑟菌、沙眼衣原体、支原体、厌氧菌和需氧菌等。

2.具体方案

(1)静脉给药:

①静脉给药 A 方案:头孢替坦 2g,静脉滴注,1 次/12 小时;或头孢西丁 2g,静脉滴注,1 次/6 小时。加用:多西环素 100mg,口服,1 次/12 小时(或米诺环素 100mg,口服,1 次/12 小时);或阿奇霉素 0.5g,静脉滴注或口服,1 次/日。

注意:

a.其他二代或三代头孢菌素(如头孢唑肟、头孢噻肟和头孢曲松)也可能对 PID 有效并有可能代替头孢替坦和头孢西丁,而后两者的抗厌氧菌效果更强。

b.对输卵管卵巢脓肿的患者,通常在多西环素(或米诺环素或阿奇霉素)的基础上加用氯林可霉素或甲硝唑,从而更有效地对抗厌氧菌。

c.临床症状改善后继续静脉给药至少 24 小时,然后转为口服药物治疗,共持续 14 天。

②静脉给药 B 方案:克林霉素 900mg,静脉滴注,1 次/8 小时。加用:庆大霉素

负荷剂量(2mg/kg),静脉滴注或肌内注射,维持剂量(1.5mg/kg),1次/8小时;也可采用每日1次给药。

注意:

a.临床症状改善后继续静脉给药至少24小时,继续口服克林霉素450mg,每天1次,共14天。

b.对输卵管卵巢脓肿的患者,应用多西环素(或米诺环素或阿奇霉素)加甲硝唑或多西环素(或米诺环素或阿奇霉素)加氯洁霉素比单纯应用多西环素(或米诺环素或阿奇霉素)对治疗厌氧菌感染更优越。

c.注意两药的不良反应。

③静脉给药替代方案:

a.氧氟沙星400mg,静脉滴注,1次/12小时,加用甲硝唑500mg,静脉滴注,1次/8小时;或左氧氟沙星500mg,静脉滴注,1次/日,加用甲硝唑500mg,静脉滴注,1次/8小时;或莫西沙星400mg,静脉滴注,1次/日。

b.氨苄西林/舒巴坦3g,静脉滴注,1次/6小时,

加用:多西环素100mg,口服,1次/12小时,或米诺环素100mg,口服,1次/12小时;或阿奇霉素0.5g,静脉滴注或口服,1次/日。

(2)非静脉药物治疗:

①非静脉药物治疗A方案:氧氟沙星400mg,口服,2次/日,加用甲硝唑500mg,口服,2次/日,共14天;或左氧氟沙星500mg,口服,1次/日,加用甲硝唑500mg,口服,2次/日,共14天;或莫西沙星400mg,口服,1次/日,共14天。

②非静脉给药治疗B方案:头孢曲松250mg,肌内注射,单次给药;或头孢西丁2g,肌内注射,加丙磺舒1g,口服,均单次给药;或其他三代头孢类药物,例如头孢唑肟、头孢噻肟等非静脉给药。加用:多西环素100mg,口服,1次/12小时;或米诺环素100mg,口服,1次/12小时;或阿奇霉素0.5g,口服,1次/日,共14天。可加用:甲硝唑500mg,口服,2次/日,共14天。

③非静脉药物治疗替代方案:阿莫西林/克拉维酸加用多西环素可以获得短期的临床效果,但胃肠道副作用可能会影响该方案的依从性。

(3)手术治疗:

指征

①药物治疗无效:输卵管卵巢脓肿或盆腔脓肿经药物治疗48～72小时,体温

持续不降,患者中毒症状加重或包块增大者。

②脓肿持续存在:经药物治疗病情有好转,继续控制炎症数日(2～3周),包块仍未消失但已局限化。

③脓肿破裂:突然腹痛加剧,寒战、高热、恶心、呕吐、腹胀,检查腹部拒按或有中毒性休克表现,应怀疑脓肿破裂。

手术可根据情况选择经腹手术或腹腔镜手术。手术范围应根据病变范围、患者年龄、一般状态等全面考虑。原则以切除病灶为主。年轻妇女应尽量保留卵巢功能,以采用保守性手术为主;年龄大、双侧附件受累或附件脓肿屡次发作者,行全子宫及双附件切除术;对极度衰弱危重患者的手术范围需按具体情况决定。若盆腔脓肿位置低、突向阴道后穹窿时,可经阴道切开排脓,同时注入抗生素。

3.随访 建议对于沙眼衣原体和淋病奈瑟菌感染的 PID 患者,还应在治疗结束后 4～6 周时重新筛查上述病原体。

4.性伴的治疗 对 PID 患者出现症状前 60 日内接触过的性伴进行检查和治疗。在女性 PID 患者治疗期间应避免无保护屏障(避孕套)的性交。

5.预防 沙眼衣原体感染筛查和高危妇女的治疗能有效降低 PID 的发病率。对高危妇女的宫颈分泌物筛查可以预防大部分 PID 的发生。

第五节 女性生殖器结核

女性生殖器结核好发于 20～40 岁妇女,常继发于肺结核、肠结核或腹膜结核。盆腔结核中以输卵管结核为最多见,占 85%～95%。子宫内膜结核常由输卵管结核蔓延而来。宫颈结核很少见,常由子宫内膜结核蔓延,或经淋巴或血循环传播。卵巢结核可由血行传播或输卵管结核蔓延而来。

【诊断标准】

1.症状和体征

(1)结核中毒症状如疲劳、乏力、低热、盗汗、食欲欠佳及白带增多等症状。

(2)下腹疼痛。

(3)不孕。

(4)月经不调、发病初期月经量过多,以后月经稀少或闭经、痛经。

(5)妇科检查见两侧输卵管增厚成索条状或与卵巢粘连成块,表面不平或有硬结节(钙化或干酪样坏死),或盆腔界限不清之肿物,有时还伴腹水。

2.辅助检查

(1)子宫输卵管碘油造影有以下特征：

①子宫腔变形、狭窄或畸形,边缘呈锯齿状或有龛影。

②输卵管多发性狭窄,呈念珠状,或管腔细小而僵直。

③输卵管峡部阻塞呈牛角形或中段阻塞,碘油进入输卵管间质(说明有溃疡或瘘管形成)。

④碘油逆行进入淋巴管、血管、静脉丛。

⑤盆腔中多处钙化点。

(2)子宫内膜病理检查或宫颈活检:子宫内膜病理检查或宫颈活检是诊断子宫内膜结核最可靠的依据。于经前 1 周或月经来潮 12 小时内做诊刮。当可能为急性感染时,应在诊刮前、后肌内注射链霉素 0.75g,每日 1 次同时口服异烟肼及利福平,直至获得病理报告结果。可疑宫颈结核时,应做宫颈活检。

①腹腔镜检查:若同时可疑腹腔内有结核感染时应慎用。

②胸部 X 线片:必要时做消化道或泌尿系统 X 线检查,以便发现原发灶。

(3)鉴别诊断:应与慢性盆腔炎、子宫内膜异位症、卵巢肿瘤、宫颈癌相鉴别。

【治疗原则】

(1)急性期至少应休息 3 个月。

(2)抗结核药物的选择原则:

①临床表现为活动期时,常需两三种抗结核药物联合应用,如链霉素＋异烟肼,治疗半年到 1 年,以后停链霉素改为对氨基水杨酸和异烟肼合用 4～6 个月,然后再单用异烟肼半年,总疗程 2 年左右。病情严重时也可用 3 种药物联合治疗。

②生殖器结核已稳定者,可口服异烟肼 1 年。

③如果对第一线药物产生耐药,或因不良反应不能继续用药时,则可选用利福平或乙胺丁醇。目前常用异烟肼、利福平、乙胺丁醇联用 1 年的方法。

(3)用药剂量:考虑到目前结核杆菌的耐药问题,建议在应用联合方案中考虑新药的使用,如氟奎诺酮等。

(4)孕妇用药:按孕妇用药等级,乙氨丁醇属 B,异烟肼属 C,利福平属 C,而链霉素属 D。考虑到早孕期未治疗结核对孕妇及胎儿危害大于药物危害时,应考虑药物治疗。

(5)手术治疗指征:

①盆腔包块,经药物治疗后有缩小,但不能完全消退者。

②抗结核治疗无效或治疗后又有反复发作者。

③子宫内膜抗结核药物治疗无效者。

④久治不愈的结核性瘘管患者。

⑤术前、术后抗结核治疗：为避免手术时感染扩散及减轻粘连有利于手术，术前应用抗结核药物1～2个月，术后根据结核活动情况，病灶是否切净，继续用药6～12个月，以期彻底治愈。

⑥手术以全子宫及双附件切除为宜，年轻妇女尽量保留卵巢功能，但手术不易彻底，有观点认为应做卵巢切除，术后应用 HRT 治疗。

第六节　女性性传播疾病

一、淋病

淋病是由淋病奈瑟菌感染所致。淋病奈瑟菌为革兰阴性双球菌，侵犯柱状上皮及移行上皮导致泌尿生殖系统化脓性感染。

【诊断标准】

1.临床表现

(1)有无保护性交或性伴有淋病感染史。

(2)潜伏期一般为3～7日，发病初期女性常无明显症状。

(3)首先出现的症状有尿频、尿急、尿痛、排尿困难、黄色脓性白带等。

(4)妇科检查：尿道口充血、流脓。大阴唇后部前庭大腺部位叩及硬块，局部红肿、触痛，轻挤压即可挤出少许脓液。宫颈感染后，宫口见脓性分泌物，宫颈充血、糜烂，与一般宫颈炎的体征相似。

2.辅助检查

(1)播散性淋病时，外周血白细胞及中性粒细胞增多。

(2)分泌物涂片检查：长无菌棉签插入尿道口内和宫颈管内旋转两圈，并停留半分钟，取出棉签做涂片，染色后在多核白细胞内找到6对以上肾形革兰阴性双球菌。急性感染时在多核白细胞内、外都可见革兰阴性双球菌。

(3)有条件可行分泌物培养，即取宫颈管或阴道分泌物做淋病奈瑟菌培养。

【治疗原则】

1.下生殖道淋病(包括宫颈内膜或直肠淋病奈瑟菌感染)的治疗

(1)首选治疗(选择以下方案之一)：鉴于耐青霉素淋病奈瑟菌日益增多，现青霉素已不作首选。

①头孢曲松 250mg,肌内注射,共 1 次。

②环丙沙星 500mg,口服,共 1 次。

③氧氟沙星 400mg,口服,共 1 次。

④头孢克肟 400mg,口服,共 1 次。

(2)备选治疗:用于不能应用头孢曲松的患者,选择以下方案之一。

①大观霉素 2g,肌内注射,共 1 次。

②诺氟沙星 800mg,口服,共 1 次。鉴于亚洲地区淋球菌对喹诺酮类药物多耐药,故尽量不选用。

以上几种方案治疗同时均应用抗沙眼衣原体治疗,如:

①强力霉素 100mg,口服,每日 2 次,连用 7 日。

②阿奇霉素 1g,顿服。

(3)注意事项:

①治疗淋病,多考虑有效的单次剂量治疗。

②对所有淋病患者,均应做有关梅毒及 HIV 血清学试验。

③对所有淋病患者的性伴均应进行检查,并选用针对淋病奈瑟菌和沙眼衣原体两种病原体的药物进行治疗。

④如有 IUD 影响疗效时可取出。

2.成人播散性淋病奈瑟菌感染

(1)首选治疗(选择以下方案之一):

①头孢曲松 1g,肌内注射或静脉注射,每 24 小时 1 次。

②头孢唑肟 1g,静脉注射,每 8 小时 1 次。

③头孢噻肟 1g,静脉注射,每 8 小时 1 次。

以上三种方案治疗同时均需抗沙眼衣原体治疗,同上。

(2)注意事项:

①对 β-内酰胺类抗生素过敏的患者,改用大观霉素 2g,肌内注射,每 12 小时一次。

②建议住院治疗,特别是对服从治疗不可靠、诊断未肯定、有化脓性关节积液或其他并发症的患者。同时检查是否合并有心内膜炎或脑膜炎。

③鉴于 40％以上患者合并沙眼衣原体感染,故应同时抗沙眼衣原体治疗。

④确实无并发症患者,在所有症状消退 24～48 小时后,可以出院,并继以口服疗法,以完成疗程(抗菌治疗总时间为 1 周),可采用:头孢呋肟酯 500mg,口服,每

日 2 次。或阿莫西林(羟氨苄青霉素)500mg,口服,每日 3 次。加棒酸 250mg,口服,每日 3 次。或环丙沙星 500mg,口服,每日 2 次。

⑤淋病奈瑟菌所致脑膜炎和心内膜炎,需应用对致病菌株敏感的有效药物,大剂量静脉给药进行治疗。如头孢曲松 1~2g,静脉滴注,每 12 小时 1 次。治疗必须在专家指导下进行。大多数学者认为淋病奈瑟菌性脑膜炎的疗程为 10~14 日,而治疗淋病奈瑟菌性心内膜炎,则疗程至少 4 周。

3.妊娠合并单纯泌尿系、宫颈内膜或直肠淋病奈瑟菌感染

(1)对 STI 高危孕妇首次围产期检查时,均应做宫颈淋病奈瑟菌涂片及培养;并同时做沙眼衣原体、梅毒与 HIV 检测。即便治疗后应在妊娠末期再做淋病奈瑟菌、沙眼衣原体、梅毒检测试验。

(2)首选头孢曲松治疗,对 β-内酰胺类药物过敏者,用大观霉素。

(3)孕妇禁用四环素族(如强力霉素等)和喹诺酮类(如氧氟沙星等)。

(4)同时治疗沙眼衣原体感染,选择红霉素或阿莫西林进行治疗,如不耐受可选用阿奇霉素 1g,顿服。

(5)治疗结束后 7 日,采集宫颈和直肠标本进行淋病奈瑟菌培养。

(6)未治疗淋病非剖宫产指征。可在产时、产后立即治疗。

4.新生儿淋病奈瑟菌感染

患淋病经或未经治疗母亲的婴儿,为高危感染对象,需要常规进行检查和治疗。局部 1% AgNO$_3$ 或 0.5%红霉素眼药膏或 1%四环素眼药膏可预防新生儿眼炎,但不能治疗其他部位感染,故提倡全身用药。

(1)首选治疗:头孢曲松 25~50mg/kg(勿超过 125mg),单次静脉滴注或肌内注射。

(2)注意事项:

①应予使用生理盐水或眼用缓冲溶液冲洗双眼。

②单独局部应用抗生素治疗无效。

③父母双方,均应检查和治疗。

④凡治疗效果不能令人满意的患者,均应考虑本病同时并存沙眼衣原体感染。

5.较大儿童淋病奈瑟菌感染

(1)单纯尿道、外阴阴道或直肠淋病奈瑟菌感染:

①首选治疗:头孢曲松 125mg,单次静脉注射或肌内注射。

②备选治疗(适用于不能应用头孢曲松的患者)大观霉素 40mg/kg(最大量 2g),单次肌内注射。

（2）淋病并发症的处理。

1）体重<45kg：

①菌血症和关节炎：头孢曲松 50mg/kg（最大量 1g），静脉注射，每日 1 次，连用 7 日。

②脑膜炎：头孢曲松 50mg/kg（最大量 2g），静脉注射，每日 1 次，连用 10～14 日。

2）体重≥45kg：

①应接受成人的治疗剂量。

②对直肠炎和咽炎，应使用头孢曲松。

③对 β-内酰胺类药物过敏的儿童，应予使用大观霉素。

④应检测患儿是否存在梅毒和沙眼衣原体重叠感染。

⑤不用喹诺酮类药治疗。

⑥对年龄达 8 岁或更大的患童，应给予强力霉素 100mg，口服，每日 2 次，连用 7 日，以增加抗衣原体感染的作用。

二、尖锐湿疣

尖锐湿疣是女性性传播性疾病之一，由人乳头状瘤病毒引起，通过破损的皮肤、黏膜而致。主要为性接触传染。

【诊断标准】

1.临床表现

（1）潜伏期 1～8 个月，平均 3 个月。

（2）早期时无明显症状。

（3）病灶主要发生在大、小阴唇，处女膜、宫颈、阴道、会阴部、肛门等。

（4）病灶表现为软性、粉红色或灰白色疣状丘疹，表面凹凸不平，继续增生形成乳头状、菜花样和鸡冠样增生物，甚至融合成大团块。

（5）局部瘙痒，破溃后有渗出液，并伴继发感染。

（6）妊娠期患病，疣体迅速增大，分娩后病灶即明显萎缩。

2.辅助检查　常规不需要辅助检查。

（1）阴道脱落细胞涂片巴氏染色后见挖空细胞、角化不良细胞。

（2）阴道镜检查见泡状、山峰状、结节状指样隆起、白色斑块等。

（3）PCR 检测 HPV-DNA。

（4）病理检查：必要时行病变活检，应注意与假性湿疣鉴别。

【治疗原则】

患者及性伴应同时治疗。外阴、宫颈的尖锐湿疣,基本属良性病变,因此治疗的目的为美观及防止性传播,治疗手段以不给患者带来危害为原则。

1.局部药物治疗

(1)5%氟尿嘧啶软膏,每日搽局部1～2次。

(2)3%酞丁胺霜,每日搽局部2次。

(3)20%足叶草酯酊,每周局部涂1～2次,注意保护周围皮肤黏膜,涂药后2～4小时洗去药液。本药有致畸作用,孕妇忌用。

(4)30%～50%三氯醋酸,每周局部涂1～2次,涂后用生理盐水棉签洗净药液。

2.物理治疗

(1)电灼:用高频电针或电刀烧灼,适用于较小的宫颈或阴道疣块。

(2)冷冻:液氮治疗1～3次,治愈率达90%。适用于较平坦的湿疣。

(3)激光:常用CO_2激光,一次即可治愈,治愈率达95%。适用于表浅性尖锐湿疣。

3.手术治疗 较大的带蒂疣块可考虑手术治疗。为防止复发,术后需配合其他治疗。

4.免疫治疗 少数顽固病例,若上述各方法效果不明显,可用以下方法治疗。

(1)α-干扰素,外用,每次1粒,隔日1次,共6～10次。

(2)干扰素-α2b 500万IU疣灶局部注射。

(3)干扰素-α2a 300万IU,皮下注射,每周3次,共4周。

5.注意事项

(1)避免无保护性交。

(2)治疗结束后,每月随访1次。

(3)治疗后复发或重复感染者,应积极治疗,并追查其配偶或性伴。

三、生殖器疱疹

生殖器疱疹是由单纯疱疹病毒引起的一种女性生殖道性病。约90%的患者是由疱疹病毒Ⅱ型引起,10%由Ⅰ型引起。其传染途径是:与生殖器疱疹患者有性接触(包括口唇接触)。

【诊断标准】

1.病史 曾有不洁性交史,患者曾有疱疹感染史或为带病毒者,或性伴有疱疹或其感染史。

2.临床表现

(1)原发性生殖器疱疹:①局部瘙痒、灼热、疼痛等。②外阴、大小阴唇、阴道黏膜、宫颈等处出现大小不等的水疱,破溃后形成表浅溃疡、疼痛,病损融合成大片,明显压痛。③在发病前后,患者有头痛、低热、寒战、腹痛、恶心、腹股沟淋巴结肿大等。④病损可累及口、唇、咽喉、尿道、膀胱甚至直肠等黏膜。⑤症状一般持续6～7天逐渐缓解,病损3～6周完全消除。

(2)复发性生殖器疱疹:原发感染疱疹消退后,约半数患者在1～4个月复发,症状较初发时为轻,水疱较小,溃疡较少,愈合时间短,一般7～10日消退,亦可无病灶,但排毒。

(3)孕妇感染后,胎儿同时感染者,其中复发性疱疹的围产期传播率低。①孕早期生殖器疱疹经胎盘传播率低,主要是妊娠末期尤其是分娩期生殖器仍有疱疹病灶,或虽无病灶但有排毒者,胎儿经产道传染率高,如感染可导致新生儿疱疹病毒感染。②孕后期出现病毒血症或播散性疱疹病毒感染,除口、眼、皮肤黏膜疱疹外,可并发脑炎、肝脾肿大,致死胎或致残。

(4)病损部位混合感染合并葡萄球菌、真菌、链球菌等。疱疹病毒也可侵入骶前感觉神经鞘内,引起腰骶部神经炎、横贯性脊髓炎导致患者背部、会阴部及下肢放射性疼痛。

3.辅助检查 实验室检测帮助不大,主要靠患者典型病史及临床表现必要时可采用以下方法确诊,但一般实验室均不能做。

(1)脱落细胞学检查:于病损基底部取材做涂片,巴氏染色;查嗜酸性包涵体,阳性率为38%～50%。

(2)病毒培养:水疱期病毒培养阳性率可达80%。

(3)酶联吸附试验或放射免疫测定检测病毒抗原。

(4)核酸杂交技术检测病毒类型等。

(5)电镜检查病毒类型等。

【治疗原则】

1.一般治疗

(1)保持病损部位清洁及疱疹壁完整、干燥,每日用生理盐水清洗2～3次,用卫生巾吸干水分。

(2)合并细菌感染时,应用敏感抗生素对症治疗。

(3)局部疼痛者可用5%盐酸利多卡因软膏或口服止痛片或用疱疹净软膏涂

抹或溶液湿敷。

(4)3%～5%阿昔洛韦软膏或溶液,每3～4小时涂1次。

2.抗病毒治疗

(1)严重患者,口服阿昔洛韦片每次200mg,每日5次,连服7～10日。

(2)复发患者的治疗,可选用以下方案之一:

①阿昔洛韦:400mg,每日3次,连服5日,或200mg,每日5次,连服5日。

②伐昔洛韦:300mg,每日2次,连服5日。

③复发≥6次/年,阿昔洛韦:400mg,每日2次,连服6月;或伐昔洛韦300mg,每日2次,连服1年。

3.注意事项

(1)避免不洁性交。

(2)避免与疱疹病毒患者或带病毒者有性接触,避孕套不能完全防止病毒传播。

(3)复发性患者在前驱症状期口服阿昔洛韦,可能对患者有部分或完全性的保护作用。

(4)孕妇患疱疹病毒感染,早期需区别原发及复发,因早期胎儿感染率低,晚期如生殖器有病灶应行剖宫产。但如破膜时间达4小时以上者,不必行剖宫产。对生殖器无病灶者,产程中也要尽量避免有创性操作,如人工破膜、胎头皮电极或取血、胎头负压吸引及产钳等。

四、梅毒

梅毒是由梅毒螺旋体引起的性传播性疾病。

【诊断标准】

1.病史　有不洁性交史、梅毒感染史、配偶感染史及生母患梅毒等。

2.临床表现

(1)一期梅毒:①妇女一旦被感染,潜伏期为6～8周。②初起时见患处有单个结节称硬下疳,无痛、不痒,伴局部淋巴结肿大。③一侧或双侧肿大腹股沟淋巴结,常为数个,大小不等、质硬、不粘连、不融合、无痛感,可自行消退。④妇科检查于大、小阴唇、阴阜、阴道口、阴道、宫颈、会阴等处见硬下疳,为无痛性红色炎性丘疱疹,圆形,直径0.5～1cm,边缘整齐,表面色红或暗红,略隆起,表面破损,渗出液结成黄色或灰色痂,如生橡胶样硬,无压痛。如不予治疗,在3～8周内硬下疳即自然消失。

（2）二期梅毒：①初次感染后 7～10 周或硬下疳出现后 3 周出现流感样综合征（60％～90％）及全身淋巴结肿大（50％～85％）。②皮肤及黏膜病灶，表现为斑疹、丘疹、鳞屑性皮疹、脓疱疹等。常呈对称性，掌跖易见暗红斑及脱屑性斑丘疹；外阴及肛周多见湿丘疹及扁平湿疣。口腔见黏膜斑。③浅表淋巴结肿大。④病损在 2～6 周自然消失。进入早期潜伏梅毒期，常无明显症状及体征，也可反复发做出现二期梅毒的症状、体征。

（3）三期梅毒（或晚期梅毒）：①结节性梅毒疹呈结节状、暗红色、稍隆起、浸润性、坚硬结节。结节消退留有萎缩性瘢痕。②树胶肿呈单发、不对称皮下硬结，逐渐增大，中心坏死，形成深溃疡，分泌黏稠脓液，状如树胶。③黏膜梅毒，表现为黏膜白斑、树胶肿、穿孔等。④骨梅毒形成骨膜炎。⑤内脏梅毒形成肝、心血管及神经系统等内脏梅毒。

（4）潜伏梅毒（隐性梅毒）：1 年内为早期潜伏梅毒，超过 1 年即为晚期潜伏梅毒。潜伏梅毒无临床症状和体征，仅梅毒血清学检查阳性。

（5）妊娠合并梅毒：孕妇发现活动性或潜伏性梅毒称为妊娠合并梅毒。

（6）胎传梅毒（先天梅毒）：①早期先天梅毒（2 岁以内），与成人二期梅毒相似。皮损表现为红斑、丘疹、糜烂、水疱、大疱等。可表现为梅毒性鼻炎和喉炎、骨软骨炎、淋巴结肿大、肝脾肿大、贫血等。②晚期先天梅毒（2 岁以上），与成人三期梅毒相似。其特征为间质性角膜炎、赫秦生齿、神经性耳聋等，也可表现皮肤黏膜树胶肿及骨膜炎。

3.实验室检查

（1）暗视野显微镜检查：刮取皮损组织液或淋巴结穿刺液滴在玻片上，盖上载玻片暗视野显微镜检查，见梅毒螺旋体，即可明确诊断。一期、二期、胎传梅毒时均可找到梅毒螺旋体。

（2）梅毒血清学试验如感染不足 2～3 周，非梅毒螺旋体抗原试验呈阴性，4 周复查呈阳性。二期、三期、胎传梅毒妊娠合并梅毒患者梅毒血清学检查为阳性。

（3）脑积液检查神经梅毒时脑积液白细胞＞5×10^6/L，蛋白质＞50mg/L，性病研究实验室试验（VDRL）阳性。

（4）组织病理检查取病损送病理检查即可明确诊断。

【治疗原则】

（1）梅毒的治疗原则包括及时、及早规范化的足量治疗，并应在治疗后进行足够长时间的追踪观察。

（2）对在前3个月内接触过有传染性梅毒患者的性伴进行检查、确诊及治疗，早期梅毒患者在治疗期间禁止性生活。

（3）早期梅毒患者在治疗后1年内每3个月复查1次，此后每半年复查1次，共连续随诊2～3年。随诊期间不应妊娠。如发现RPR滴度上升或复发应及时增加剂量治疗。晚期梅毒患者在治疗后应延长随诊时间，神经梅毒患者和心脏梅毒患者常常需要终生随访。

（4）抗梅毒药物治疗：首选青霉素。对无青霉素过敏患者，应用青霉素系各期梅毒的首选疗法。应用的制剂、剂量和疗程随梅毒的病期而有所不同。

【药物治疗】

1.一期、二期梅毒以及病程不到1年的潜伏梅毒患者

（1）首选治疗：苄星青霉素240万U，单次肌内注射。

（2）青霉素过敏者，可选用：①强力霉素100mg，口服，每日2次，连用14日。②四环素500mg，口服，每日4次，连用14日。③红霉素500mg，口服，每日4次，连用14日。

2.晚期梅毒、病程超过1年或病程不明者

（1）首选治疗：苄星青霉素240万U，肌内注射，每周1次，连用3周（共720万U）。

（2）青霉素过敏者①强力霉素100mg，口服，每日2次，连用14日。②四环素500mg，口服，每日4次，连用28日。③红霉素500mg，口服，每日4次，连用28日。

3.神经梅毒患者　任何病期的梅毒，均可引起中枢神经系统病变。神经系统损害的临床迹象（如视觉、听觉症状及颅神经瘫痪）可通过脑脊液（CSF）检查而确诊。

（1）首选治疗：水剂结晶青霉素总量1800万～2400万U/d，分200万～400万U，静脉注射，每4小时1次，连用10～14日。

（2）替换治疗：水剂普鲁卡因青霉素240万U，肌内注射，每日1次，加丙磺舒500mg，口服，每日4次，两药合用，连用10～14日。

4.妊娠期梅毒　梅毒患者妊娠后可能发生以下情况：

（1）在孕前6～12个月感染而未经治疗的梅毒，常引起晚期流产或死胎。

（2）虽经治疗但不彻底或治疗后血清RPR未转阴性者妊娠后可出现LBW、早产儿及先天梅毒新生儿。

（3）当潜伏晚期患者妊娠时，新生儿可能外表正常，血清学试验阴性，表现为潜

伏期先天性梅毒,在儿童后期或成人早期发现临床症状及血清学阳性。

(4)梅毒感染治疗5年后就可能生出健康新生儿,治疗年数愈长,生出健康新生儿机会愈多。所有孕妇,均应做梅毒血清学筛选,最好于早孕期首次产前检查时进行。对梅毒高危孕妇,在妊娠末3个月时应再次筛查,并于临产时重复1次。

(5)妊娠任何阶段,凡青霉素不过敏的孕妇,均应首选青霉素治疗,对不同梅毒期的剂量与疗程,与非妊娠患者相同。

(6)青霉素过敏孕妇应采取脱敏后青霉素治疗。孕妇忌用红霉素、四环素和强力霉素,因其不能防治胎儿先天梅毒,故不用作妊娠期梅毒的治疗。头孢类药物对先天梅毒的防治效果尚不确切,故亦不用于妊娠期梅毒的治疗。

(7)妊娠期接受治疗的梅毒患者因J-H反应及(或)早产、胎儿窘迫危险增加,故需住院。治疗前给予地塞米松,治疗过程如果发现有任何胎动异常或宫缩现象,应及时处理。

(8)已接受梅毒治疗的孕妇:每个月应做一次定量非梅毒螺旋体性血清学试验,如持续升高3个月,或滴度增加4倍,或再现一期、二期病灶,应给予复治。产后随诊复查同非妊娠患者。

5.**先天性梅毒** 先天性梅毒(胎传梅毒)主要是母亲早期梅毒,通过胎盘传染胎儿。

(1)非梅毒螺旋体性血清学阳性母亲(经血清螺旋体抗原试验证实)所生的婴儿,若母亲符合下列情况,则其婴儿应进行有关梅毒的检测估价。

①患梅毒而未经治疗者。

②产前开始进行梅毒治疗不到1个月者。

③妊娠期曾应用红霉素、青霉素或其他抗生素进行梅毒治疗者。

④经抗梅毒治疗后,非梅毒螺旋体性抗体滴度未获预期降低者。

⑤缺乏充分抗梅毒治疗证据者。

⑥已进行治疗,但在妊娠期疗程与剂量不足或不明,随诊复查的血清学检测不清者。在母亲的血清学情况未查清以前,婴儿不应让其出院。

(2)符合上述条件婴儿,有关临床和实验室的检测评估应包括:①全面体检,脐血(必要时取婴儿静脉血检查)血清学检查将抗体滴度与母血比较,血常规、血小板、肝功能等,查找先天性梅毒的迹象。②非梅毒螺旋体性抗体滴度检测。③脑脊液检查,包括细胞计数、蛋白分析及VDRL试验。④长骨X线检查。⑤临床需要进行的其他检查(如胸部X线检查)。⑥行FTA-ABS试验或TPHA试验。

(3)婴儿若具有下列情况则应予以治疗:①任何活动性梅毒表现(体检或X线

检查)。②脑脊液性病研究试验(CSF-RPR 试验)阳性。③不论脑脊液的血清学检查结果如何,而呈现脑脊液检查异常(如白细胞计数＞5×10^6/L,或蛋白＞500g/L)者。④非梅毒螺旋体性血清抗体滴度较其母亲的滴度增高 4 倍及以上。⑤经 FTA-ABS 试验或 TPHA 试验检测为阳性者。⑥即使有关检测均属正常,若其母亲的梅毒未经治疗,或者经治疗后有复发或再感染依据者。

(4)首选治疗方案如下:①水剂结晶青霉素 10 万～15 万 U/(kg·d),以静脉注射,5 万 U/kg,每日 2 次×7 天,以后每日 3 次×3 天。②或水剂普鲁卡因青霉素肌内注射,5 万 U/kg,每日 1 次,连用 10 日。

(5)注意事项:

①若治疗曾中断 1 日以上,则整个疗程必须重新从头开始。

②所有显症梅毒患儿,均应进行眼科检查。

③凡需做检测评估的婴儿,经评估后未发现任何需进行治疗指标(见上述)者,则属于先天性梅毒低危对象。若不能确保密切随诊复查,则婴儿应予苄星青霉素 5 万 U/kg,单次肌内注射治疗。

④血清阳性未加治疗的婴儿,于生后 1、2、3、6 和 12 个月时进行严密追踪复查。未获感染者,则非梅毒螺旋抗体滴度从 3 个月龄应逐渐下降,至半岁时应消失。若发现其滴度保持稳定或增高,则应对患婴重新检测评估,并彻底治疗。此外,未获感染者,梅毒螺旋体抗体可能存在长达 1 年之久,若超过 1 年仍然存在,则该婴儿应按先天性梅毒治疗。

⑤必须随诊已予治疗的婴儿,亦应注意观察非梅毒螺旋体抗体滴度逐步下降情况;该抗体滴度至 6 个月龄时应已消失。不选用梅毒螺旋体试验监测,因该试验可终身阳性。已经证实脑脊液细胞数增高的婴儿,应每 6 个月复查 1 次,直至脑脊液细胞计数正常为止。如果 2 年后细胞计数仍不正常,或每次复查无下降趋势者,则该婴儿应予复治,亦应 6 个月检查 1 次,若脑脊液性病研究试验反应仍阳性,应予复治。

⑥新生儿期以后,凡发现有梅毒的患儿,均应做脑脊液检查,以排除先天性梅毒。凡考虑有先天性梅毒或病变已累及神经系统者,应采用水剂结晶青霉素 5 万 U/kg,静脉注射,每 4～6 小时一次,连用 10～14 日。年龄较大的儿童,经肯定为获得性梅毒且神经系统检查正常者,可应用苄星青霉素 5 万 U/kg,单剂(最大剂量 240 万 U)肌内注射治疗。有青霉素过敏史的儿童,应做皮肤试验,必要时进行脱敏。追踪复查应按前述要求进行。

五、沙眼衣原体感染

沙眼衣原体引起的女性生殖道感染是一种性传播性疾病。衣原体只感染黏膜柱状上皮及移形上皮,不向深层侵犯。本病以性传播为主。

【诊断标准】

1.临床表现

(1)有不孕史及衣原体感染史。

(2)宫颈感染后,宫颈肥大、充血,并有黏液性白带。

(3)急性尿路感染可有尿频、尿痛、无菌尿等。

(4)前庭大腺红肿、压痛等。

(5)感染上行蔓延以致发生子宫内膜炎,伴持续性发热、月经过多、阴道不规则流血、下腹痛。

(6)急性输卵管炎的症状,不如淋病奈瑟菌及厌氧菌感染者明显。无发热,但持续时间较长。黏膜破坏可引起异位妊娠及不孕等。也可导致盆腔炎、盆腔炎块或脓肿等。

(7)新生儿经阴道分娩感染衣原体后可发生衣原体结膜炎及肺炎。

2.辅助检查

(1)宫颈分泌物涂片:吉姆萨染色找包涵体。

(2)免疫学诊断:采用酶联免疫法单克隆抗体免疫荧光直接涂片法,检测宫颈上皮细胞内沙眼衣原体抗原,其敏感性及特异性均高。

(3)组织培养法:方法复杂,无法在临床应用。

【治疗原则】

(1)阿奇霉素 1g,单次口服。

(2)多西环素 100mg,每日 2 次,口服,共 7~10 日。

(3)红霉素 500mg,每日 4 次,口服,共 7 日。如不耐受,可半量口服,共 14 日。

(4)氧氟沙星 300mg,每日 2 次,口服,共 7 日。妊娠期禁用。

(5)性伴同时治疗。

第三章　月经失调

第一节　功能失调性子宫出血

凡月经不正常,内、外生殖器无明显器质性病变或全身出血性疾病,而由神经内分泌调节紊乱引起的异常子宫出血,称为功能失调性子宫出血,简称功血,为妇科常见病。功血可发生于月经初潮至绝经间的任何年龄,50％的患者发生于绝经前期,育龄期占 30％,青春期占 20％。功血可分为排卵性和无排卵性两类,80％～90％的病例属无排卵性功血。

一、无排卵性功能失调性子宫出血

【病因】

机体内部和外界许多因素(如神经精神因素、环境因素以及全身性疾病)均可通过大脑皮质和中枢神经系统影响下丘脑-垂体-卵巢轴功能。此外,营养不良、贫血及代谢紊乱也可影响激素的合成,而导致月经失调。

【病理生理】

无排卵性功血主要发生于青春期和围绝经期妇女,但两者的发病机制不完全相同。在青春期以中枢成熟障碍为主,下丘脑和垂体的调节功能尚未成熟,此时期垂体分泌 FSH 呈持续低水平,LH 无高峰形成,故虽有卵泡发育,但无排卵,到达一定程度即发生卵泡退化、闭锁。而围绝经期妇女则是由于卵巢功能衰竭,卵巢卵泡对垂体促性腺激素的敏感性低下所致。

【诊断】

(一)临床表现

1.详细询问病史　应注意患者年龄、胎次、产次、历次分娩经过、月经史;一般健康情况,有无慢性疾病,如肝病、高血压、各种血液病;其他内分泌疾病,如甲状腺及肾上腺功能失调或肿瘤;精神因素,有无精神紧张、恐惧忧伤、精神冲动等;用口服或肌内注射避孕药者,尤其应问清服药史与出血的关系,注意使用内分泌药物的详细经过及治疗效果;有无生殖系统器质性病变,如与妊娠有关的各种子宫出血、炎症、良性及恶性肿瘤等。对出血情况需详细询问发病时间、流血量、持续时间、出血性质、出血前有无停经或反复出血等病史。

2.临床症状　无排卵型功血即子宫内膜增殖症最多见,约占90%,主要发生于青春期和围绝经期,其特点是月经周期紊乱,经期长短不一,血量时多时少,甚至大量出血,反复发作。出血多者可致贫血。

3.妇科检查　功血患者生殖器无明显病变,有时仅子宫略有增大,也有时可伴有一侧或双侧卵巢囊性增大。

(二)辅助检查

1.诊断性刮宫　诊断性刮宫将刮出物送病理检查既有诊断意义,也兼有治疗目的。刮宫时间的选择:如了解是否有排卵或黄体功能是否健全,则在经前期或月经来潮6小时内刮取内膜;如疑为内膜不规则剥脱,则在行经第5天刮取内膜;不规则出血需排除癌变者,则任何时间均可刮取内膜。

2.宫腔镜或子宫输卵管造影　了解宫腔情况,宫腔镜下可见子宫内膜增厚,但也可不增厚,在宫腔镜直视下可对病变部位进行活检。尤其可提高早期宫腔病变(如子宫内膜息肉、子宫黏膜下肌瘤、子宫内膜癌)的诊断率。

3.内分泌检查　根据情况进行阴道细胞学、宫颈黏液、基础体温测定,有条件可测定垂体促性腺激素(LH和FSH)及卵巢性激素(雌激素和孕二醇)或HCG等水平。

(三)鉴别诊断

需与以下疾病相鉴别:①全身性疾病,如血液病、高血压、肝脏疾病及甲状腺疾病等。②妊娠有关疾病,如异位妊娠、滋养细胞疾病、子宫复旧不良、胎盘息肉。③生殖器炎症与肿瘤,如子宫内膜炎、子宫内膜息肉、黏膜下子宫肌瘤、子宫内膜癌、卵巢颗粒细胞瘤及卵泡膜细胞瘤。④性激素类药物使用不当。

【治疗】

青春期应以止血和调整周期为主,促使卵巢功能恢复排卵;围绝经期以止血和减少经量为原则。

(一)一般治疗

加强营养,纠正贫血,保证充分休息和睡眠,预防感染,适当应用凝血药物。

(二)性激素治疗

1.止血

(1)雌激素:适用于无排卵型青春期功血。妊马雌酮1.25～2.5mg,每6小时1

次或 17β-雌二醇 2～4mg,每 6～8 小时 1 次。有效者于 2～3 天内止血,血止或明显减少后逐渐减量,每 3 天减量 1 次,每次减药量不超过原用量的 1/3,直至维持量,妊马雌酮 0.625～1.25mg 或 17β-雌二醇 1～2mg,维持至血止 15～20 天。停雌激素前 10 天加用孕激素(如甲羟孕酮 10mg/d,口服)。

胃肠道反应严重时,可改用针剂,如苯甲酸雌二醇 1～3mg,肌内注射,每天 2～3 次,以后逐渐减量或改服妊马雌酮 0.625～1.25mg 或 17β-雌二醇 1～2mg,维持至血止后 15～20 天。

(2)孕激素:甲地孕酮(妇宁片)6～8mg 或甲羟孕酮 6～8mg,每 4～6 小时服 1 次,用药 3～4 次后出血量明显减少或停止,则改为 8 小时 1 次,再逐渐减量,每 3 天减量 1 次,每次减量不超过原用量的 1/3,直至维持量,即甲地孕酮 4mg 或甲羟孕酮 4～6mg,维持到血止后 15～20 天,适用于患者体内有一定雌激素水平、血量多者。

(3)丙酸睾酮:25～50mg,肌内注射,每天 1 次,连用 3～5 天,血止后减量为 25mg,每 3 天 1 次,维持 15～20 天,每月总量不超过 300mg,以免引起男性化。多用于围绝经期妇女。

2.调整周期

(1)雌激素、孕激素序贯法:即人工周期。妊马雌酮 0.625mg 或 17β-雌二醇 1mg 或己烯雌酚 1mg,每晚 1 次,于月经第 5 天起连服 20 天,于服药第 11 天,每天加用黄体酮 10mg 或甲羟孕酮 6～8mg,两药同时用完。常用于青春期功能性子宫出血患者。使用 2～3 个周期后,患者即能自发排卵。

(2)雌激素、孕激素合并应用:妊马雌酮 0.625mg 或 17β-雌二醇 1mg,每晚服 1 次,甲羟孕酮 4mg,每晚 1 次,也可用复方炔诺酮片(口服避孕药 1 号),于流血第 5 天起两药并用,连服 20 天,适用于各种不同年龄的功能性子宫出血。

(3)肌内注射黄体酮 10mg 或甲羟孕酮 4～6mg,每天 1 次。共 10 次,于月经后半期应用,适用于子宫内膜分泌不足患者。

3.促排卵

(1)氯米芬(克罗米酚):自月经第 5 天起,每天口服 50～100mg,共 5 天,以 3 个周期为一疗程,不宜长期应用,以免引起卵巢过度刺激征。

(2)人绒毛膜促性腺激素(绒促性素,HCG):当卵泡发育到近成熟时,可大剂量肌内注射绒促性素 5000～10000U,可望引起排卵。

(3)人绝经期促性腺激素(尿促性素,HMG):相当于月经第 3～6 天起用尿促性素 1 支,肌内注射,1～2 次/天,每天观察宫颈黏液、B 超监测卵泡或测定血雌二醇水平,了解卵泡成熟程度,根据卵泡生长情况可适当增加尿促性素用量,连续用7～10天,如卵泡成熟(卵泡直径≥18mm),即停用尿促性素,改用绒促性素5000～10000U,一次肌内注射,一般停药后36小时排卵。用药时应注意:剂量不宜过大,用药期间应严密观察卵泡生长情况及或尿雌二醇浓度,有过度刺激倾向时(如恶心、呕吐、卵巢增大≥5cm或血雌二醇＞200μg时),不应注射绒促性素,以免发生过度刺激。

(三)手术治疗

1.刮宫对围绝经期功血患者,不但可协助诊断,而且能使出血减少或停止。刮宫时需彻底刮净,才能止血。一般未婚者不用刮宫止血。

2.子宫内膜切除术对药物治疗无效的功血,子宫腔深度＜10cm,而又不愿切除子宫者,可采用激光或电切子宫内膜,以达到减少月经量或闭经。

3.切除子宫用于年龄较大、伴有严重贫血、药物治疗无效或经病理检查证实为子宫内膜腺瘤型增生过度者。

(四)中药治疗

根据辨证施治,以补肾为主,佐以健脾养血药物。

(五)放射治疗

不能承担手术的更年期功血患者,可用深度X线或镭疗行人工绝经。

二、排卵性月经失调

(一)黄体功能不全

黄体功能不全(LPD)是指月经周期中有卵泡发育和排卵,但黄体期孕激素分泌不足或黄体过与早衰退,导致子宫内膜分泌反应不良。

【病因与发病机制】

黄体功能不全是因多种因素所致:神经内分泌调节功能紊乱,可导致卵泡早期FSH分泌不足,使卵泡发育缓慢,雌激素分泌减少;LH脉冲频率虽增加,但峰值不高,LH不足使排卵后黄体发育不全,孕激素分泌减少;LH/FSH比率也可造成性腺轴功能紊乱,使卵泡发育不良,排卵后黄体发育不全,以致子宫内膜反应不足。部分患者在黄体功能不全的同时,表现为血催乳素水平增高。

【病理】

子宫内膜的形态多表现为腺体分泌不足,间质水肿不明显,亦可见腺体与间质不同步现象,或在内膜各部位显示分泌反应不均匀。

【诊断】

1.临床表现 一般表现为月经周期缩短,月经频发。有时月经周期虽正常,但是卵泡期延长,黄体期缩短,发生在生育年龄妇女可影响生育,若妊娠亦易发生早期流产或习惯性流产。

2.辅助检查

(1)基础体温:表现为基础体温双相,但排卵后体温上升缓慢,上升幅度偏低(<0.5℃),或黄体期体温上、下波动较大,升高时间仅维持9~11天即下降。

(2)诊断性刮宫及病理组织学检查:经前期或月经来潮6小时内诊刮,子宫内膜显示分泌反应不良。

(3)血清孕酮的测定:黄体期孕酮的测定是诊断黄体功能不全的常用参数。黄体功能不全时孕酮的分泌量减少,其诊断标准因各实验室的条件而异。

【治疗】

1.促进卵泡的发育 月经周期的开始阶段应用抗雌激素,可阻断内源性雌激素与 FSH 之间的反馈,通过这种治疗使 FSH 和 LH 增加;调整性腺轴功能,促使卵泡发育和排卵,以利于正常黄体的形成。首选药物是氯米芬50~100mg/d,于月经第5~9天口服(连用5天),黄体功能改善率达60%。氯米芬疗效不佳者可用尿促性素、绒促性素治疗(治疗方法同无排卵性功血)。

2.黄体功能刺激疗法 通常应用绒促性素以促进及支持黄体功能。于基础体温上升后开始,隔天肌内注射绒促性素2000~3000U,共5次,可明显提高血浆孕酮水平,随之正常月经周期恢复。然而,多数黄体功能不全者,单纯黄体期绒促性素治疗可能不够,与促进卵泡发育的药物联合应用治疗效果更好。

3.黄体功能替代治疗 一般选用天然黄体酮制剂,因合成孕激素多数有溶解黄体作用,妊娠期服用还可能使女胎男性化。黄体酮10~20mg,肌内注射,从体温上升第3天起至月经来潮或至妊娠为止,用以补充黄体分泌孕酮不足。若已妊娠,最好用药至妊娠3个月末。

(二)子宫内膜不规则脱落

此类黄体功能异常在月经周期中有排卵,黄体发育良好,但萎缩过程延长,导致子宫内膜不规则脱落。

【病因】

由于下丘脑-垂体-卵巢轴调节功能紊乱引起黄体功能萎缩不全,内膜持续受孕激素影响,以致子宫内膜不规则脱落。

【病理】

正常月经周期第 3～4 天时,分泌性子宫内膜已全部脱落,代之为再生的增生性内膜。但在子宫内膜不规则脱落时,于月经周期第 5～6 天仍能见到呈分泌反应的子宫内膜。子宫内膜表现为残留的分泌期内膜与出血坏死组织及新增生的内膜混杂存在的混合型。

【诊断】

1.临床表现　月经周期正常,但经期延长,长达 9～10 天,且出血量多。

2.辅助检查

(1)基础体温:基础体温呈双相,但下降缓慢。

(2)诊断性刮宫及病理组织学检查:诊断性刮宫在月经期第 5～6 天进行,仍能见到呈分泌反应的子宫内膜。

【治疗】

1.孕激素　下次月经前 8～10 天开始,每天肌内注射黄体酮 20mg 或甲羟孕酮 10～12mg,共 5 天,其作用是使内膜及时而较完整脱落。

2.绒促性素　有促进黄体功能的作用,其用法同黄体功能不全。

第二节　闭经

凡女性年满 16 岁或年满 14 岁仍无女性第二性征发育者,称为原发性闭经。既往曾有过正常月经,现停经 6 个月以上者称为继发性闭经。

【病因及分类】

正常月经的建立和维持有赖于下丘脑-垂体-卵巢轴的神经内分泌调节,以及靶器官子宫内膜对性激素的周期性反应,其中任何一个环节发生障碍都会发生月经失调,甚至导致闭经。根据闭经的常见原因按各病变部位分述如下:

1.子宫性闭经　闭经的原因在子宫,而此时月经的调节功能正常。

(1)先天性无子宫:由于中肾旁管严重发育不全或不发育,以致造成始基子宫或无子宫。

(2)子宫内膜损伤:常因人工流产刮宫过度引起,产后或流产后出血刮宫损伤也可引起,尤其当伴有子宫内膜炎时,更易导致宫腔粘连或闭锁而闭经。

(3)子宫内膜炎:结核性子宫内膜炎时,子宫内膜遭受严重破坏而发生闭经,其他子宫内膜炎也可造成闭经。

(4)子宫切除后或子宫腔内放射治疗后:手术切除子宫或因子宫恶性肿瘤行腔

内放疗破坏子宫内膜而闭经。

2.卵巢性闭经　闭经的原因在卵巢。因卵巢性激素水平低落,使子宫内膜不能发生周期性变化而闭经。

(1)先天性卵巢发育不全或缺如:卵巢未发育或仅呈无功能的条索状物。

(2)卵巢功能早衰:40岁前绝经者称卵巢功能早衰。表现为继发性闭经,常伴有更年期症状,雌激素水平低下而促性腺激素增高。

(3)卵巢切除或卵巢组织损坏:由于双侧卵巢被切除或经放射治疗组织被破坏,以致卵巢丧失功能;严重的卵巢炎也可破坏卵巢组织而导致闭经。

(4)卵巢功能性肿瘤:产生雄激素的睾丸母细胞瘤、卵巢门细胞瘤等,由于大量的雄激素抑制下丘脑-垂体-卵巢轴功能而闭经。分泌雌激素的颗粒-卵泡膜细胞瘤,使子宫内膜增生过度而闭经,但停经较短,随之出血。

3.垂体性闭经　主要病变在垂体。

(1)垂体前叶坏死:由于产后大出血引起低血容量性休克,使垂体前叶缺血坏死,垂体前叶功能减退,促性腺激素分泌明显减少,出现闭经、生殖器官萎缩、第二性征衰退,还可出现畏寒、嗜睡、基础代谢低等症状,称为希恩综合征。

(2)垂体肿瘤:位于蝶鞍内的垂体前叶各种腺细胞可发生不同种类的腺瘤。不同性质的肿瘤可出现不同症状,但多有闭经的表现。垂体催乳素肿瘤可引起闭经溢乳综合征,因为催乳素瘤细胞自主分泌催乳素而不受催乳素抑制因子(PIF)的抑制;肿瘤压迫垂体柄,PIF进入垂体减少,以致垂体分泌催乳素(PRL)过多。此外,颅咽管瘤及空蝶鞍综合征因可压迫下丘脑或垂体而发生高催乳素血症和溢乳。

4.低促性腺激素性闭经　为原发性单-垂体促性腺激素缺乏症。常发生于低体重妇女,表现为原发性闭经,性腺、性器官和性征不发育,临床罕见。

5.下丘脑性闭经　为最常见的一类闭经。中枢神经系统-下丘脑功能失调可影响垂体,进而影响卵巢功能引起闭经,其病因最为复杂,如特发性因素、精神性因素、体重改变以及闭经溢乳综合征和多囊卵巢综合征等。

【诊断】

(一)临床表现

首先要寻找闭经的原因,按下丘脑-垂体-卵巢轴的调节失常发生在哪一个环节,然后再确定是哪一种疾病引起的。

1.首先排除妊娠(根据病史、妇科检查、血尿 HCG 测定等)。

2.仔细寻找引起闭经的可能原因。

3.临床上在诊断闭经时需注意以下情况:

（1）原发性闭经者,多因染色体异常、生殖器畸形、性腺发育不正常引起;而继发性闭经则多由环境改变、情绪变化、内分泌系统功能失调或肿瘤以及生殖器官疾病所致。

（2）生殖年龄妇女闭经常因内分泌系统疾病所致,如希恩综合征(主要因产时、产后大出血发生休克而引起垂体前叶组织坏死所致)、闭经溢乳综合征、多囊卵巢综合征。又如闭经同时伴有不孕症及肥胖症者,多见于库欣综合征、弗勒赫利希综合征等,甲状腺功能失调亦可引起。此外,长期口服避孕药或注射长效避孕药,或人工流产后发生宫腔粘连或子宫颈管闭锁也可引起闭经。

（二）辅助检查

1.子宫功能的检查

（1）诊断性刮宫及子宫内膜活体组织检查:了解宫腔情况并刮取内膜送病理检查,了解子宫内膜对卵巢激素反应的周期性变化,并可诊断生殖器结核。多用于已婚妇女。

（2）子宫输卵管碘油造影术:了解宫腔及输卵管情况。

（3）内镜检查:腹腔镜检查直接窥视子宫、输卵管、卵巢等,并可做活体组织检查。宫腔镜可观察宫腔及子宫内膜,并可取内膜组织送病理检查。

（4）药物性试验

1)孕激素试验:每天肌内注射黄体酮 20mg,连续 3~5 天,或口服甲羟孕酮 10mg,连服 5 天,停药后 3~7 天出现撤药性流血者为阳性结果,提示子宫内膜有功能,已受一定水平雌激素的影响。无撤药性出血为阴性,提示可能无子宫内膜,但卵巢功能正常;亦可能有子宫内膜,但卵巢功能低落;也可能妊娠,需进一步排除妊娠后再做雌激素试验。

2)雌激素试验:每天口服妊马雌酮 0.625mg 或 17β-雌二醇 1~2mg,连续 20 天,在服药第 11 天起加用甲羟孕酮 6mg,每天口服,共 10 天,停药后 2~7 天出现撤药性流血为阳性,说明有子宫内膜,并子宫内膜对雌激素有反应,而且宫腔通畅,但体内雌激素水平低落、卵巢功能减退。无撤药性出血为阴性,提示闭经原因可能在子宫,亦即子宫性闭经。

2.卵巢功能检查　检查方法有基础体温测定、阴道脱落细胞涂片检查、宫颈黏液检查、子宫内膜活体组织检查、测定血中雌激素与孕激素含量,如雌激素、孕激素含量低,提示卵巢功能不正常或衰竭。

3.垂体功能检查　对卵巢功能减退的病例,为进一步确定原发部位究竟在卵巢、脑垂体或脑垂体以上,应测定血清 FSH、LH 及 PRL 的含量。若 FSH 及 LH

均低,提示垂体或更高中枢功能低下;若 FSH 和(或)LH 增高、E_2 水平低,提示卵巢功能不全,闭经原因在卵巢。PRL 测定可诊断高催乳素血症及垂体催乳素瘤引起的闭经,继发性闭经者中 20% 有高催乳素血症。蝶鞍摄片和(或)CT、MRI 检查对诊断垂体肿瘤是必要手段。

4.其他检查　了解甲状腺功能可测定血 T_3、T_4 及 TSH,了解肾上腺皮质功能可测定 24 小时尿 17 羟及 17 酮含量,做肾上腺 B 超检查,疑有细胞染色体异常可做细胞染色体核型及分带分析等。

【治疗】

1.针对病因治疗

2.中药治疗　基本原则为血虚宜补,血瘀宜活血化瘀,血热则清热凉血,气滞宜理气通经。

3.内分泌药物治疗

(1)性激素替代治疗:对先天性卵巢发育不良,或卵巢功能受损或破坏致早衰者,可用性激素替代治疗。妊马雌酮 0.625mg 或 17β-雌二醇 1～2mg,连用 21 天,对有子宫者,须在服药后期加用孕激素(尤其是长期应用者,可预防长期雌激素刺激引起的子宫内膜癌),停药 1 周,重复使用 3～6 个月,停药观察,根据情况可重复使用。

(2)诱发排卵:对卵巢功能未衰竭并要求生育者,可采用激素或其类似物诱发排卵。①氯米芬(克罗米酚),适用于下丘脑-垂体-卵巢轴有一定功能,体内雌激素有中度影响的病例。先用黄体酮或人工周期催经,自撤药性出血第 5 天,服氯米芬 50mg,每天 1 次,连续 5 天,有效时于停药后 7 天左右排卵,如无排卵可经催经后,于下一周期增加至 100mg,每天 1 次,连续 5 天,一般每月总量不超过 600mg。②HMG＋HCG,HMG 1 支肌内注射,1～2 次/天,每天测定宫颈黏液,B 超监测卵泡及血雌二醇水平,根据卵泡生长情况可适当增加 HMG 用量,如卵泡成熟时,即停用 HMG,改用 HCG 5000～10000U,1 次肌内注射,约停药后 36 小时排卵(具体用法见功血治疗部分)。③氯米芬与促性腺激素联合治疗,于月经第 3 天用氯米芬 50～100mg,连用 5 天,从月经第 7 天起用 HMG 1 支,肌内注射,2 次/天,至卵泡成熟,可减少 50% HMG 用量。④他莫昔芬,相当于月经第 5 天起用 10～20mg/d,连用 5 天,其效果与氯米芬相似。⑤对下丘脑功能不足,以致 LHRH 分泌不足者,可用 LHRH 诱发排卵。

(3)甲状腺素:甲状腺功能减退者,口服甲状腺素片 15～30mg,每天 3 次。

(4)溴隐亭的应用:用以治疗高催乳素血症所致的闭经。开始小量(1.25mg),

每天1～2次,如无明显反应即逐渐加量,根据病情可增至2.5mg,2～3次/天,最大剂量每天不超过10mg。大多数患者在治疗开始后4周内恢复正常月经周期。

4.手术治疗　如因肿瘤引起,必要时手术切除肿瘤;如宫颈管闭锁,可扩张宫颈管;如宫腔粘连,可在宫腔镜下分离粘连。

第三节　多囊卵巢综合征

多囊卵巢综合征(PCOS)是以高雄激素血症、排卵障碍以及多囊卵巢为特征的病变,1935年由Stein和Leventhal首次报道,故又称为Stein-Leventhal综合征。临床表现为月经稀发、闭经或月经不调、多毛、肥胖、不孕、卵巢增大及多囊。

【病因】

尚不清楚,可能与胰岛素抵抗有关。此外,PCOS的发病还可能与遗传因素和必要的环境因素共同作用有关。

【病理】

典型病例可见卵巢增大,表面光滑,色灰白发亮,呈珍珠样,包膜增厚,其下可见许多大小不等的囊性卵泡。无排卵,无黄体形成。子宫内膜呈增生期改变或增生过度。

【诊断标准与检查】

PCOS的主要特点是不排卵,雄激素和雌激素过多,典型的症状为月经失调,可表现为月经稀发或闭经,也可表现为不规则出血或月经过多、肥胖、不孕和卵巢增大及多囊。

1.目前2003年欧洲人类生殖和胚胎学会与美国生殖医学学会(ESHRE/AS-RM)鹿特丹专家会议推荐的诊断标准:

(1)稀发排卵或无排卵:临床表现为闭经、月经稀发、初潮2～3年不能建立规律月经以及基础体温呈单相。有时,月经规律者并非有排卵性月经。

(2)高雄激素的临床表现和(或)高雄激素血症:临床表现有痤疮、多毛,高雄激素血症者血清总睾酮、游离睾酮指数或游离睾酮高于实验室参考正常值。

(3)卵巢多囊性改变:B型超声检查见一侧或双侧卵巢直径2～9mm的卵泡≥12个,和(或)卵巢体积≥10cm³。

符合上述3项中的任何2项者,即可诊断PCOS。

PCOS典型的B超表现为包膜增厚,皮质下多个中小卵泡排列成车轮状,基质密度增加。但B超的特点不是诊断的必要条件,也不能作为独立的诊断依据。

PCOS 腹腔镜下典型的表现是卵巢增大,包膜增厚,表面白色珍珠样,有新生血管。无排卵斑、血体和黄体形成。

2.中华医学会妇产科分会推荐中国标准于 2011 年 12 月实施:分为疑似 PCOS 和确诊 PCOS 诊断标准。

(1)疑似 PCOS 标准

1)月经稀发、闭经或不规则子宫出血是诊断的必须条件。

2)再符合下列 2 项中的 1 项,即可诊断为疑似 PCOS:①高雄激素的临床表现或高雄激素血症。②超声表现为 PCOS。

(2)确诊 PCOS 标准:具备上述疑似 PCOS 诊断条件后还必须逐一排除其他可能引起高雄激素的疾病和引起排卵异常的疾病才能确定诊断。PCOS 诊断时,考虑其分型,以便进一步采取相应的临床干预手段 PCOS 分型:有无肥胖及中心型肥胖有无糖耐量受损,糖尿病,代谢综合征是否为经典的 PCOS:①典型 PCOS(月经异常和高雄激素,有或无 PCOS),代谢障碍表现较重。②无高雄激素 PCOS(只有月经异常和 PCOS),代谢障碍表现较轻。

【鉴别诊断】

闭经患者应与甲状腺功能异常、高催乳素血症、迟发型肾上腺皮质增生、柯兴综合征原发性卵巢功能减低或卵巢早衰、卵巢或肾上腺分泌雄激素肿瘤、功能性下丘脑性闭经、药物性高雄激素症、特发性多毛等雄激素过高的患者应与肾上腺疾病和产生雄激素的卵巢肿瘤鉴别。

【治疗】

多囊卵巢综合征的治疗以调整月经周期、治疗高雄激素血症与胰岛素抵抗,有生育要求者采用促排卵治疗;其次,无论有无生育要求,均应调整生活方式,控制饮食,加强锻炼,戒除烟酒;此外,还需预防 PCOS 的远期并发症,包括 2 型糖尿病、心血管疾病以及子宫内膜癌。

通过对 PCOS 有效治疗,使有生育要求促使排卵障碍患者排卵以达到正常妊娠,使无生育要求患者达到:近期目标为调节月经周期、治疗多毛和痤疮、控制体重;远期目标为预防糖尿病、保护子宫内膜,预防子宫内膜癌、心血管疾病。基础治疗:①调整月经周期口服避孕药,孕激素。②高雄血症治疗,首选达英-35。③胰岛素抵抗治疗,二甲双胍。④促排卵治疗,一线促排卵治疗、二线促排卵治疗、体外受精、胚胎移植。

第四节　痛经

凡在行经前后或在行经期出现腹痛、腰酸、下腹坠胀或其他不适并影响生活和工作者称为痛经。痛经分为原发性和继发性两种。前者是指生殖器官无器质性病变的痛经，后者指由于盆腔器质性疾病所引起的痛经。

【病因】

原发性痛经的发生主要与月经时子宫内膜合成和释放前列腺素增加有关，同时也受精神、神经因素影响，思想焦虑、恐惧以及生化代谢物质均可通过中枢神经系统刺激盆腔疼痛纤维。继发性痛经多数伴有器质性病变，如子宫内膜异位症、盆腔炎、宫颈狭窄、子宫肌瘤（特别是黏膜下子宫肌瘤）或安放宫内节育器等。

【诊断】

诊断主要是寻找原因，应详细询问病史，了解发病的年龄、疼痛开始及持续时间、疼痛的性质及程度、有无逐渐加重史，月经血流出情况，注意有无精神过度紧张、过度劳累和生活习惯改变等因素，并做妇科检查排除器质性病变。

1.临床特点　①原发性痛经在青少年期常见，多在初潮后 6～12 个月发病，无排卵性月经一般不发生痛经。②痛经多于月经第 1、2 天出现，常为下腹部阵发性绞痛，有时也放射至肛门、腰部及阴道，疼痛程度也多变异，可表现为轻微痉挛性疼痛，严重时患者不能忍受，疼痛剧烈时出现头昏、低血压、面色苍白及出冷汗，甚至昏厥。亦有部分患者经前 1～2 天即开始下腹部疼痛，月经来潮时加剧。膜样月经患者疼痛剧烈，一旦排出后疼痛迅速减轻。③妇科检查无异常发现。

2.鉴别诊断　由于月经期盆腔充血，盆腔及其周围脏器原有的病变（如膀胱炎、结肠炎、阑尾炎等）症状加剧，易与痛经混淆，应注意鉴别。

【治疗】

1.病因治疗　加强营养、增强体质、保持身心适当休息。宫颈狭窄者可行宫颈扩张术。

2.中药治疗　以活血行气、散瘀止痛为原则，宜用少腹逐瘀汤加减。

3.激素治疗

(1)雌激素：常用于子宫发育不良者。妊马雌酮 0.625mg 或 17β-雌二醇 1mg，连续 21 天，可在服药后期加用孕激素，停药 8～10 天，重复使用 3～6 个月，停药观察，根据情况可重复。

(2)孕激素：抑制子宫收缩。

自经前7~10天开始,每天肌内注射黄体酮10~20mg,连续5天;或从经前10天起口服甲羟孕酮4~8mg,连服7天。

自月经第5天开始,每天口服炔诺酮2.5~5mg或甲羟孕酮4~8mg,连服22天,连用3个周期。

(3)雌激素、孕激素复合物:适用于少量妇女痛经较顽固者。口服避孕药1号或2号,与避孕药服用方法相同,连服3~6个周期。

4.前列腺素抑制剂的应用 从月经第20~22天开始,用复方阿司匹林0.5g,每天2~3次或吲哚美辛25mg,每天3次,连服7天;氟芬那酸(氟灭酸)200mg,每天3次或甲芬那酸(甲灭酸)500mg,每天3次,于月经第1天开始服药至月经干净停用。

5.对症治疗 痛经发作期间可用阿托品、颠茄合剂等解痉药物。吗啡类止痛药物因容易成瘾,不宜久用。

第五节 经前期紧张综合征

妇女在月经前7~14天出现头痛、乳房胀痛、全身乏力、紧张、压抑或易怒、烦躁、失眠、腹痛、水肿等一系列症状,月经过以后症状自然消失,称为经前期紧张综合征(PMS)。发生率为30%~40%。

【病因】

其病因及发病机制不明。其假说有:

1.雌激素、孕激素比例失调 由于孕激素水平不足、雌激素相对过高所致,也可能与组织对孕激素敏感性失常有关。

2.内啡肽学说 内啡肽随月经周期而变化,而PMS是由于黄体期内啡肽浓度改变所致。

3.维生素B_6不足 维生素B_6可促进体内过多雌激素的廓清,增强脑的单胺基生物合成,调节情绪与行为。

4.精神因素 与PMS的严重程度有关。

【诊断】

(一)临床表现

1.症状周期性发作,与经期密切相关。经前7~14天开始出现上述一组症状,经前2~3天加重,行经后症状消失或明显减轻。

2.精神紧张、神经过敏、忧虑、失眠、乏力、思想不集中等精神症状也常见。

3.少数患者可有荨麻疹、痤疮、皮肤瘙痒等现象。

以上症状可因情绪改变、环境因素等影响而减轻或加重。患者可有某一方面症状,也可兼有多种症状。应做细致的周身检查及有关化验,以排除其他功能性或器质性病变。

(二)鉴别诊断

水肿应与心、肾疾病相鉴别;乳腺如有结节需与乳腺肿瘤相鉴别,经前期紧张的乳腺结节多为双侧及多个或弥漫性,随月经周期而变化;精神症状严重者应除外精神病等。

【治疗】

1.支持及精神治疗　经前注意劳逸结合,消除思想顾虑,安定情绪、少盐饮食,加以药物治疗,绝大多数患者可以改善。

2.镇静药　用于情绪激动者,如口服苯巴比妥 0.03g,每天 3 次或氯氮 10mg,每天 2～3 次或甲丙氨酯 0.2～0.4g,每晚服 1 次,连服 2～3 天。

3.利尿药　水肿者可用少量利尿药,如每天口服氢氯噻嗪 25～50mg 或氨苯喋啶 100～200mg,每天 1 次,从经前 10 天开始至月经来潮。

4.性激素治疗

(1)孕激素:经前 2 周起每晚服甲羟孕酮 10mg 或肌内注射黄体酮 10～20mg,每天一次,连用 10 天。

(2)雄激素:甲睾酮 5～10mg/d,从经前 2 周起连服 10 天或月经后半期肌内注射丙酸睾酮,每周 2 次。连用 3～6 个周期。

5.维生素 B_6　从月经第 10 天起口服维生素 B_6 20～40mg,每天 3 次,以改善症状。

第六节　更年期综合征

更年期综合征是指妇女在自然绝经前或因其他原因丧失卵巢功能,而出现一系列性激素减少所致的症状,包括自主神经功能失调的表现。

【病因及病理生理】

更年期的变化包括两个方面:一方面是卵巢功能衰退,此时期卵巢逐渐趋于排卵停止,雌激素分泌减少,体内雌激素水平低落;另一方面是机体老化,两者常交织在一起。神经血管功能不稳定的综合征主要与性激素水平下降有关,但发生机制尚未完全阐明。

【诊断】

1.临床表现　主要根据患者的自觉症状,而无其他器质性疾病。

(1)血管舒缩综合征:潮热、面部发红、出汗,瞬息即过,反复发作。

(2)精神神经症状:情绪不稳定、易激动,自己不能控制,忧郁失眠,精力不集中等。

(3)生殖道变化:外阴与阴道萎缩,阴道干燥疼痛,外阴瘙痒。子宫萎缩、盆底松弛导致子宫脱垂及阴道膨出。

(4)尿频急或尿失禁;皮肤干燥、弹性消失;乳房萎缩、下垂。

(5)心血管系统:胆固醇、三酰甘油和致动脉粥样化脂蛋白增高,抗动脉粥样硬化脂蛋白降低,可能与冠心病的发生有关。

(6)全身骨骼发生骨质疏松。

2.鉴别诊断　必须排除心血管、神经精神和泌尿生殖器各处的病变;潮热、出汗、精神症状、高血压等需与甲状腺功能亢进症和嗜铬细胞瘤相鉴别。

3.辅助检查

(1)血激素测定:FSH 及 LH 增高、雌二醇下降。

(2)X 线检查:脊椎、股骨及掌骨可发现骨质疏松。

【治疗】

1.一般治疗　加强卫生宣教,解除不必要的顾虑,保证劳逸结合与充分的睡眠。轻症者不必服药治疗,必要时可选用适量镇静药,如地西泮 2.5～5mg/d 或氯氮卓 10～20mg/d 睡前服,谷维素 20mg,每天 3 次。

2.性激素治疗　绝经前主要用孕激素或雌孕激素联合调节月经异常;绝经后用替代治疗。

(1)雌激素:对于子宫已切除的妇女,可单纯用妊马雌酮 0.625mg 或 17β-雌二醇 1mg,连续治疗 3 个月。对于存在子宫的妇女,可用尼尔雌醇片每次 5mg,每月 1 次,症状改善后维持量 1～2mg,每月 2 次,对稳定神经血管舒缩活动有明显的疗效,而对子宫内膜的影响少。

(2)雌激素、孕激素序贯疗法:雌激素用法同上,后半期加用 7～10 天炔诺酮,每天 2.5～5mg 或黄体酮 6～10mg,每天 1 次或甲羟孕酮 4～8mg,每天 1 次,可减少子宫内膜癌的发生率,但周期性子宫出血的发生率高。

(3)雌激素、雄激素联合疗法:妊马雌酮 0.625mg 或 17β-雌二醇 1mg,每天 1 次,加甲睾酮 5～10mg,每天 1 次,连用 20 天,对有抑郁型精神状态患者较好,且能减少对子宫内膜的增殖作用,但有男性化作用,而且常用雄激素有成瘾可能。

（4）雌激素替代治疗应注意的几点：①HRT 应该是维持围绝经期和绝经后妇女健康的全部策略（包括关于饮食、运动、戒烟和限酒）中的一部分。在没有明确应用适应证时，比如雌激素不足导致的明显症状和身体反应，不建议使用 HRT。②绝经后 HRT 不是一个给予标准女性的单一的疗法。HRT 必须根据临床症状，预防疾病的需要，个人及家族病史，相关试验室检查，女性的偏好和期望做到个体化治疗。③没有理由强制性限制 HRT 使用时限。她们也可以有几年时间中断HRT，但绝经症状可能会持续许多年，她们应该给予最低有效的治疗剂量。是否继续 HRT 治疗取决于具有充分知情权的医患双方的审慎决定，并视患者特殊的目的或对后续的风险与收益的客观评估而定。只要女性能够获得症状的改善，并且了解自身情况及治疗可能带来的风险，就可以选择 HRT。④使用 HRT 的女性应该至少 1 年进行一次临床随访，包括体格检查，更新病史和家族史，相关试验室和影像学检查，与患者进行生活方式和预防及减轻慢性病策略的讨论。⑤总体来说，在有子宫的所有妇女中，全身系统雌激素治疗中应该加入孕激素，以防止子宫内膜增生或是内膜癌。无子宫者，无需加用孕激素。用于缓解泌尿生殖道萎缩的低剂量阴道雌激素治疗，可被全身吸收，但雌激素还达不到刺激内膜的水平，无需同时给予孕激素。⑥乳腺癌与绝经后 HRT 的相关性程度还存在很大争议。但与HRT 有关的可能增加的乳腺癌风险是很小的（少于每年 0.1%），并小于由生活方式因素如肥胖、酗酒所带来的风险。⑦禁忌证，如血栓栓塞性疾病、镰状细胞贫血、严重肝病、脑血管疾病、严重高血压等。

第四章　女性生殖器官肿瘤

　　女性内外生殖器官的任何部位发生的良性及恶性肿瘤,又称妇科肿瘤。外阴良性肿瘤种类很多,发生在全身皮肤的肿瘤均可在此出现。外阴恶性肿瘤多为原发性,占妇科恶性肿瘤的 4%,其中以外阴癌最多见。外阴黑色素瘤恶性度高,转移早,发展快。外阴肉瘤少见。阴道肿瘤较少见,恶性肿瘤常为继发性。阴道鳞状细胞癌常继发于宫颈癌。阴道透明细胞癌与出生前母亲服用雌激素有关。阴道葡萄状肉瘤多发生在 5 岁以内幼女,恶性程度极高。子宫良性肿瘤最多见的是子宫肌瘤。子宫恶性肿瘤也较多见,其中宫颈癌、宫体癌(即子宫内膜癌)为常见的妇科肿瘤。还有妊娠性滋养细胞肿瘤及很少见的子宫肉瘤等。卵巢良性、恶性肿瘤均较常见,分类复杂。输卵管恶性肿瘤极少见,仅占妇科癌症的 1%以下,其主要症状是阴道大量排液、不规则出血等。继发性输卵管癌较原发为多,常由卵巢、子宫转移而来。

第一节　外阴鳞状细胞癌

　　外阴鳞状细胞癌是最常见的外阴癌,占外阴恶性肿瘤的 80%～90%。多见于60 岁以上妇女,其发生率近年有所增加,病因尚不完全清楚。但是,外阴癌患者常并发外阴色素减退疾病,其中仅 5%～10%伴不典型增生者可能发展为外阴癌。现已公认单纯疱疹病毒Ⅱ型、人乳头瘤病毒、巨细胞病毒等与外阴癌的发生可能有关。

一、外阴鳞状细胞癌的诊断

　　1.症状　主要为不易治愈的外阴瘙痒和各种不同形态的肿物,如结节状、菜花状、溃疡状。肿物并发感染或较晚期癌可出现疼痛、渗液和出血。

　　2.体征　癌灶可生长在外阴任何部位,大阴唇最多见,其次为小阴唇、阴蒂、会阴、尿道口、肛门周围等。早期局部有丘疹、结节或小溃疡;晚期可见不规则肿块,伴或不伴破溃或呈乳头样肿瘤,若癌灶已转移腹股沟淋巴结,可叩及一侧或双侧腹股沟淋巴结增大、质硬、固定。

3.活检　行组织学检查可明确诊断。

二、外阴鳞状细胞癌的鉴别诊断

需与外阴湿疹、外阴白色病变、痣、脂溢性角化瘤等鉴别。通过组织学检查可明确诊断。

三、外阴鳞状细胞癌的治疗

手术治疗为主,辅以放射治疗与化学药物治疗。

1.手术治疗　①0期。单侧外阴切除。②Ⅰ期。外阴广泛切除及病灶同侧或双侧腹股沟淋巴结清扫术。③Ⅱ期。外阴广泛切除及双侧腹股沟、盆腔淋巴结清扫术。④Ⅲ期。同Ⅱ期或加尿道前部切除与肛门皮肤切除。⑤Ⅳ期。外阴广泛切除、直肠下段和肛管切除、人工肛门形成术及双侧腹股沟、盆腔淋巴结清扫术。癌灶浸润尿道上段与膀胱黏膜,则需做相应切除术。

2.放射治疗　外阴鳞癌对放射线敏感,外阴癌放疗指征为:①不能手术或手术危险性大的,癌灶范围过大不可能切净或切除困难者。②晚期病例先行放疗,待癌灶缩小后,行较保守的手术。③复发可能性大的,如淋巴结(＋)、手术切端癌细胞残留,病灶靠近尿道及直肠近端。既要保留这些部位,又要彻底切除病灶者,可加用放疗。放疗采用体外放疗(直线加速器或电子加速器)与组织间插植放疗。

3.化学药物治疗　抗癌药可作为较晚期癌或复发癌的综合治疗手段。常用药物有阿霉素类、顺铂类、博来霉素、氟尿嘧啶和氮芥等。为提高局部药物浓度,也可采用盆腔动脉灌注给药。

四、临床经验及诊治进展

多年来,外阴癌一直采用外阴根治性切除,即将整个外阴的皮肤、皮下脂肪连同腹股沟深浅淋巴结一并切除,这种术式通常采用大蝴蝶形切口,但是这种治疗常会给患者带来一定程度的生理和心理上的影响,同时带来较严重的并发症。目前,随着研究和认识的不断深入,在外阴癌的治疗理念中发生了一些变化,更加考虑到治疗的效果,更加重视患者的生存质量。因此,目前治疗的趋势倾向两个方面,其一是最大限度地保存外阴的生理结构,以及对于早期的患者进行恰如其分的治疗,即个体化治疗;其二是将手术、放疗和化疗的优势结合起来,减少手术创伤,提高治疗效果,改善患者生存质量,即综合治疗。外阴根治性切除,实践证明采取扩大局

部切除术已经足够。外阴扩大局部切除要求临床上手术切缘距离肿瘤边缘需达到
0.5～1cm,深度需达皮下组织,但是不一定到达泌尿生殖膈;其次,外阴微小浸润癌
几乎不发生腹股沟的淋巴结转移,所以对于这样的患者可以不行淋巴结切除,这样
可使手术所致的并发症明显减少。

第二节　宫颈癌

宫颈癌是最常见的妇科恶性肿瘤。患者年龄分布呈双峰状,35～39 岁和 60～
64 岁,平均年龄为 52.2 岁。由于宫颈癌有较长癌前病变阶段,因此宫颈细胞学检
查可使宫颈癌得到早期诊断与早期治疗。宫颈癌病因至今尚未完全明了。根据国
内外资料,认为其发病与早婚、性生活紊乱、过早性生活、早年分娩、密产、多产、经
济状况、种族和地理环境等因素有关。

一、宫颈癌的诊断

1.症状

(1)阴道出血:早期多为接触性出血,中晚期为不规则阴道出血。出血量根据
病灶大小、侵及间质内血管情况而不同,若侵袭大血管可引起大出血。年轻患者也
可表现为经期延长、经量增多;老年患者常为绝经后不规则阴道出血。一般外生型
较早出现阴道出血症状,出血量多;内生型较晚出现该症状。

(2)阴道排液:多数患者有阴道排液,液体为白色或血性,可稀薄如水样或米泔
状,或有腥臭。晚期患者因癌组织坏死伴感染,可有大量米汤样或脓性恶臭白带。

(3)晚期症状:根据癌灶累及范围出现不同的继发性症状。如尿频、尿急、便
秘、下肢肿痛等;癌肿压迫或累及输尿管时,可引起输尿管梗阻、肾盂积水及尿毒
症;晚期可有贫血、恶病质等全身衰竭症状。

2.体征　原位癌及微小浸润癌可无明显肉眼病灶,宫颈光滑或仅为柱状上皮
异位。随病情发展可出现不同体征。外生型宫颈癌可见息肉状、菜花状赘生物,常
伴感染,肿瘤质脆,易出血;内生型宫颈癌表现为宫颈肥大、质硬、宫颈管膨大;晚期
癌组织坏死脱落,形成溃疡或空洞伴恶臭。阴道壁受累时,可见赘生物生长于阴道
壁或阴道壁变硬;宫旁组织受累时,双合诊、三合诊检查可叩及宫颈旁组织增厚、结
节状、质硬或形成冰冻状盆腔。

3.检查

(1)宫颈细胞学检查:包括宫颈刮片及宫颈液基薄层细胞涂片学检查,是宫颈

癌筛查的主要方法,应在宫颈转化区取材。目前,巴氏分类法逐渐被伯塞斯达系统(TBS)分类法取代。TBS 描述性诊断报告主要包括以下内容:①良性细胞学改变,包括感染、反应性细胞学改变。②鳞状上皮细胞异常。不典型鳞状细胞:无明确诊断意义的不典型鳞状细胞(ASC-US)和不典型鳞状细胞,不排除高度鳞状上皮内病变(ASC-H);低度鳞状上皮细胞内病变(LSILs):与子宫颈上皮内瘤变(CIN)Ⅰ术语符合,高度鳞状上皮内病变(HSILs):包括 CINⅡ、CINⅢ和原位癌;鳞状细胞癌:若能明确组织类型,应按下述报告:角化型鳞癌,非角化型鳞癌,小细胞型鳞癌。③腺上皮细胞改变。不典型腺上皮细胞(AGC),包括宫颈管细胞 AGC 和宫内膜细胞 AGC;腺原位癌(AIS);腺癌:若可能,则判断来源于颈管、子宫内膜或子宫外。④其他恶性肿瘤。

(2)宫颈碘试验:正常宫颈阴道部鳞状上皮含丰富糖原,碘溶液涂染后呈棕色或深褐色,不染色区说明该处上皮缺乏糖原,可能有病变。在碘不染色区取材活检可提高诊断率。

(3)阴道镜检查:宫颈刮片细胞学检查巴氏Ⅲ级及Ⅲ级以上、TBS 分类为鳞状上皮内瘤变,均应在阴道镜观察下选择可疑癌变区行宫颈活组织检查。

(4)宫颈和宫颈管活组织检查:为确诊宫颈癌及宫颈癌前病变的可靠依据,所取组织应包括间质及邻近正常组织。宫颈刮片阳性,但宫颈光滑或宫颈活检阴性,应用小刮匙搔刮宫颈管,刮出物送病理检查。

(5)宫颈锥切术:适用于宫颈刮片检查多次阳性而宫颈活检阴性者;或宫颈活检为宫颈上皮内瘤变需排除浸润癌者。可采用冷刀切除、环形电切除或冷凝电刀切除。

二、宫颈癌的鉴别诊断

应注意与有类似临床症状或体征的各种宫颈病变相鉴别。

1.宫颈良性病变　宫颈柱状上皮异位、宫颈息肉、宫颈子宫内膜异位症和宫颈结核性溃疡等。

2.宫颈良性肿瘤　宫颈黏膜下肌瘤、宫颈管肌瘤、宫颈乳头瘤等。

3.宫颈恶性肿瘤　原发性恶性黑色素瘤、肉瘤及淋巴瘤、转移性癌等。

三、宫颈癌的治疗

根据临床分期、患者年龄、生育要求、全身情况、医疗技术水平及设备条件等综合考虑制定适当的个体化治疗方案。采用以手术和放疗为主、化疗为辅的综合治疗方案。

1.手术治疗 手术主要用于早期宫颈癌患者。常用术式有：全子宫切除术；次广泛全子宫切除术及盆腔淋巴结清扫术；广泛全子宫切除术及盆腔淋巴结清扫术；腹主动脉旁淋巴切除或取样。年轻患者卵巢正常可保留。对要求保留生育功能的年轻患者，属于特别早期的可行宫颈锥形切除术或根治性宫颈切除术。根据患者不同分期选用不同的术式。

2.放射治疗 适用于中晚期患者；全身情况不适宜手术的早期患者；宫颈大块病灶的术前放疗；手术治疗后病理检查发现有高危因素的辅助治疗。

3.化疗 主要用于晚期或复发转移的患者，近年也采用手术联合术前新辅助化疗（静脉或动脉灌注化疗）来缩小肿瘤病灶及控制亚临床转移，也用于放疗增敏。常用化疗药物有顺铂、卡铂、紫杉醇、博来霉素、异环磷酰胺、氟尿嘧啶等。

四、临床经验与诊治进展

随着免疫治疗学及分子生物学的发展，免疫治疗在宫颈癌的治疗上日益显示出重要地位。免疫治疗主要有针对人乳头瘤病毒（HPV）疫苗，包括多肽疫苗、重组疫苗、树突细胞抗肿瘤疫苗、核酸疫苗等，激发人体不同的免疫反应。高危型HPV 感染与宫颈癌有关。高危型 HPV E6/E7 被证实为转化基因，在相关组织中构成性表达，具有很强的抗原性，被首选用来制备 HPV 基因疫苗；HPV 晚期基因L1 的产物具有诱导产生中和抗体及细胞免疫的表位，也是制备基因疫苗的理想候选基因。针对 E6、E7 和 L1 等基因序列构建的基因疫苗可同时激活体液免疫和细胞免疫，对宫颈癌有预防和治疗作用。

近年来，晚期宫颈癌的综合治疗愈来愈受到重视，综合治疗是宫颈癌治疗的新趋势，化疗联合放疗、化疗联合手术、放疗联合手术等形式治疗越来越多的用于临床。综合治疗主要是提高盆腔局部的肿瘤控制率，减少复发和转移，改善 5 年生存率，主要适用于局部晚期的宫颈癌、伴分化差的肿瘤或不同亚型宫颈癌等的治疗。

第三节 子宫肌瘤

子宫肌瘤是女性生殖器最常见的良性肿瘤，也是人体最常见的肿瘤。多见于30～50 岁妇女，确切病因尚不明了，目前普遍认为子宫肌瘤的发生可能与女性激素有关。临床上大多根据子宫肌瘤与子宫肌层的关系分为：肌壁间肌瘤、浆膜下肌瘤、黏膜下肌瘤。子宫肌瘤常为多发性，各种类型的肌瘤可发生在同一子宫，称为多发性子宫肌瘤。

一、子宫肌瘤的诊断

1.临床表现　大多数子宫肌瘤多无明显症状,仅在体检时偶然发现。有症状者与肌瘤位置、大小、有无变性等有关。常见症状如下。

(1)经量增多及经期延长:黏膜下肌瘤症状更为明显。长期经量增多可继发贫血,出现乏力、心悸等症状。

(2)下腹包块:当肌瘤逐渐增大使子宫超过3个月妊娠大小时可从腹部触及质硬的包块,巨大的黏膜下肌瘤可脱出于宫颈外甚至阴道外。

(3)白带增多:白带增多,有时产生大量脓血性排液及腐肉样组织排出伴臭味。

(4)压迫症状:子宫前壁的肌瘤如压迫膀胱可引起患者尿频、尿急;宫颈肌瘤可引起排尿困难、尿潴留;子宫后壁肌瘤可引起下腹坠胀不适,便秘等症状。

(5)其他症状:常见的有轻微下腹坠胀、腰酸背痛等,经期可加重;可引起不孕或流产;肌瘤红色变性时有急性下腹痛,伴呕吐、发热及瘤体局部压痛等;浆膜下肌瘤蒂扭转可有急性腹痛;子宫黏膜下肌瘤由宫腔向外排出时也可引起阵发性下腹痛等。

2.体征　患者体征多样,较大的肌瘤可在下腹部叩及实性包块。妇科检查子宫增大,表面有不规则单个或多个结节性突起。浆膜下肌瘤可叩及单个实性包块与子宫相连。黏膜下肌瘤位于子宫腔内者,子宫常均匀增大;如肌瘤已脱出于宫颈外口者,窥器检查可看到子宫颈扩张,宫颈口处突出粉红色实性肿物。

3.超声检查　经阴道超声是诊断子宫肌瘤最常用的无创检查方法。在超声下子宫增大,形状不规则,肌瘤结节呈圆形低回声或等回声,周边有假包膜形成的低回声晕;子宫内膜可能被肌瘤推移至对侧;黏膜下肌瘤则表现为宫腔内的异常回声,彩色超声多普勒可以检测病灶血流,对协助判断肌瘤变性甚至恶变具有重要价值。

4.影像学检查　CT和MRI检查可准确判断肌瘤大小、数目和位置,对于子宫肌瘤和腺肌瘤的鉴别有较大意义。

5.内镜检查　宫腔镜对于子宫黏膜下肌瘤是一项相对简单微创的检查和治疗方法。

二、子宫肌瘤的鉴别诊断

1.子宫腺肌病　亦可有经量增多、子宫增大等表现。但子宫腺肌病有继发性渐进性痛经史,子宫多呈均匀增大,B超及MRI检查有助于诊断。但有时两者可以并存。

2.卵巢肿瘤　卵巢肿瘤有时也可引起尿频、便秘等压迫症状和腹部包块等症状,与浆膜下子宫肌瘤或阔韧带肌瘤有时难以鉴别,可借助B超、MRI或腹腔镜探查等协助诊断。

3.其他　卵巢子宫内膜异位囊肿、盆腔炎性包块、子宫畸形等,可根据病史、临床表现及B超检查予以鉴别。

三、子宫肌瘤的治疗

1.随访观察　无症状的小的子宫肌瘤一般不需要治疗,特别是围绝经期妇女。绝经后子宫肌瘤多可逐渐萎缩,甚至消失。可每3~6个月随访一次。

2.药物治疗　以短期治疗为主,主要适用于有手术指征的子宫肌瘤患者,术前用药以纠正贫血、缩小子宫体积,避免术中出血及减少手术困难;近绝经期妇女,子宫小于孕10周大小,症状轻的;因其他并发症有手术禁忌证者。因为应用的药物均有不良反应,所以不宜长期应用。

(1)促性腺激素释放激素类似物(GnRH-a):通过抑制促性腺激素的分泌,降低雌激素至绝经后水平,借以缓解症状并抑制肌瘤生长使其萎缩。但停药后肌瘤会较快恢复到原来大小。用药后会产生围绝经期综合征、骨质疏松等不良反应,故建议用药时间不超过6个月。

(2)米非司酮(RU486):一般采用每日12.5mg,口服,连续用药。可作为子宫肌瘤术前用药,用于贫血的子宫肌瘤患者以抑制月经,缩小肌瘤体积,减少输血可能。因为可导致子宫内膜增生,所以不建议长期使用。

3.手术治疗　主要分为腹腔镜及开腹或经阴道手术。包括子宫切除术或肌瘤剔除术。

(1)手术指征:①子宫肌瘤致继发贫血,药物治疗无效。②严重腹痛、性交痛或慢性腹痛。③子宫增大至如孕10周以上。④肌瘤存在致不孕或反复流产者。⑤肌瘤生长较快,怀疑有恶变者。⑥有膀胱、直肠压迫症状。

(2)腹腔镜下手术:包括腹腔镜辅助阴式子宫切除术(LAVH)、腹腔镜鞘膜内子宫切除术(LISH)、腹腔镜子宫次全切除术(LSH)和腹腔镜下全子宫切除术(LTH)4种。优点在于手术避免了腹部大切口,对患者损伤小,术中出血少,并发症少,术后恢复快,住院时间短等。缺点是对手术技术要求高,手术时间较长,费用较高;手术不熟练者可造成患者损伤的发生率高。

4.子宫动脉栓塞治疗 子宫动脉栓塞治疗子宫肌瘤可以改善85%~95%的月经过多,肌瘤相关症状的控制率在70%~90%,并且可以使肌瘤体积缩小50%~65%。但由于没有病理证实,所以过大肌瘤、怀疑肌瘤恶变、不能除外卵巢病变者、带蒂的黏膜下或浆膜下肌瘤、有阴道不规则出血等情况,不建议行子宫动脉栓塞。且本术式对卵巢功能和妊娠可能的影响尚不明确,对年轻有生育要求者选此术式需要谨慎。

四、临床经验及诊治进展

子宫肌瘤是激素依赖性的肿瘤,其发生、发展过程与卵巢甾体激素密切相关,尤其是雌激素、孕激素。此外,生长因子也促进肌瘤生长。研究表明,肌瘤中的雌二醇浓度、雌激素受体(ER)浓度、孕激素受体(PR)浓度及雌激素受体 mRNA、孕激素受体 mRNA 含量高于周围正常肌组织。目前认为,雌激素、孕激素的促有丝分裂作用是由生长因子所介导的。基于上述理论,通过应用具有抑制卵巢甾体激素分泌或抑制其作用的制剂,如促性腺激素释放激素类似物、米非司酮、他莫昔芬(三苯氧胺)等,可使肌瘤缩小,达到减轻症状的目的。

第四节 子宫内膜癌

子宫内膜癌是发生于子宫内膜的一组上皮性恶性肿瘤,以来源于子宫内膜腺体的腺癌最常见,为女性生殖道常见三大恶性肿瘤之一,约占女性癌症总数的7%,占女性生殖道恶性肿瘤的20%~30%,近年来发病率有上升趋势。确切病因不清楚,高危因素如下:①老年、肥胖、绝经延迟、少育或不育。②有长期应用雌激素、他莫昔芬或雌激素增高病史者。③有乳腺癌、内膜癌家族史。

可能与下列两种因素有关:一种是雌激素依赖型,雌激素对子宫内膜的长期持续刺激与无排卵性功血、多囊卵巢综合征、功能性卵巢肿瘤、绝经后长期服用雌激素而无孕酮拮抗有关。另一种是非激素依赖型,发病与雌激素无明显关系。此类病理形态为少见型,如子宫内膜浆液性乳头状癌、透明细胞癌、腺鳞癌、黏液腺癌等。多见于老年体瘦妇女,在癌灶周围可以是萎缩的子宫内膜,肿瘤恶性程度高,分化差,雌激素受体多呈阴性,预后不良。

多数内膜癌生长缓慢,局限在内膜或宫腔内时间较长,也有极少数发展较快,如浆液性乳头状腺癌、腺鳞癌和低分化癌。转移途径主要为直接蔓延、淋巴转移,晚期有血行转移。临床分期一般采用国际妇产科联盟(FIGO)手术病理分期(表4-1)。

一、子宫内膜癌的诊断

1.临床表现　极早期无明显症状,仅在普查或因其他原因检查时偶然发现,一旦出现症状则多有如下表现。

(1)阴道出血:主要表现绝经后阴道出血,量一般不多,大量出血者少见,或为持续性或间歇性出血;尚未绝经者则诉经量增多、经期延长或经间期出血。

表 4-1　子宫内膜癌分期(FIGO,2009)

分期	子宫内膜癌
Ⅰ期	癌局限于宫体
ⅠA	无或<1/2肌层浸润
ⅡB	≥1/2肌层浸润
Ⅱ期	肿瘤累及宫颈间质,未超出子宫
Ⅲ期	肿瘤局部播散
ⅢA	肿瘤累及子宫浆膜和(或)附件
ⅢB	阴道和(或)宫旁受累
ⅢC	盆腔和(或)腹主动脉旁淋巴结转移
ⅢC$_1$	盆腔淋巴结
ⅢC$_2$	腹主动脉旁淋巴结
Ⅳ期	膀胱和(或)直肠转移,和(或)远处转移
ⅣA	膀胱和(或)直肠转移
ⅣB	远处转移,包括腹腔内转移和(或)腹股沟淋巴结转移

(2)阴道排液:少数患者诉排液增多,早期多为浆液性或浆液血性排液,晚期合并感染则有脓血性排液,并有恶臭。

(3)疼痛:通常不引起疼痛。晚期癌瘤浸润周围组织或压迫神经引起下腹及腰骶部疼痛,并向下肢及足部放射。癌灶侵犯宫颈,堵塞宫颈管导致宫腔积脓时,出现下腹胀痛及痉挛样疼痛。

(4)全身症状:晚期患者常伴全身症状,如贫血、消瘦、恶病质、发热及全身衰竭等。

2.体征　早期时妇科检查无明显异常,子宫正常大、活动,双侧附件软、无块状物。当病情逐渐发展,子宫增大、稍软;晚期时偶见癌组织自宫口脱出,质脆,触之易出血。若合并宫腔积脓,子宫明显增大,极软。癌灶向周围浸润,子宫固定或在宫旁或盆腔内叩及不规则结节块状物。

3.分段诊刮　这是确诊内膜癌最常用、最可靠的方法。先用小刮匙环刮宫颈管,再进宫腔刮内膜,取得的刮出物分瓶装标记送病理检查。分段刮宫操作要小心,以免穿孔,尤其当刮出多量豆腐渣样组织疑为内膜癌时。只要刮出物已足够送病理检查,即应停止操作。

4.其他辅助诊断方法

(1)细胞学检查:用特制的宫腔吸管或宫腔刷放入宫腔,吸取分泌物寻找癌细胞,阳性率达 90%。此法作为筛选,最后确诊仍须根据病理检查结果。

(2)B 型超声检查:极早期时见子宫正常大,仅见宫腔线紊乱、中断。典型内膜癌声像图为子宫增大或绝经后子宫相对增大。宫腔内见实质不均回声区,形态不规则,宫腔线消失,有时见肌层内不规则回声紊乱区,边界不清,可做出肌层浸润程度的诊断。

(3)宫腔镜检查:可直视宫腔,若有癌灶生长,能直接观察病灶大小、生长部位、形态,并可取活组织送病理检查。

(4)MRI、CT 等检查及血清 CA125 测定:MRI、CT 检查有助于协助观察病变范围。有子宫外癌肿扩散者,血清 CA125 升高。

二、子宫内膜癌的鉴别诊断

1.绝经过渡期功能失调性子宫出血(简称绝经过渡期功血)　主要表现为月经紊乱,如经量增多、经期延长、经间期出血或流血等。妇科检查无异常发现,与内膜癌的症状和体征相似。临床上难以鉴别。应先行分段刮宫,确诊后再对症处理。

2.萎缩性阴道炎　主要表现为血性白带,需与内膜癌相鉴别。前者见阴道壁充血或黏膜下散在出血点,后者见阴道壁正常,出血来自宫颈管内。老年妇女还须注意两种情况并存的可能。

3.子宫黏膜下肌瘤或内膜息肉　多表现为月经过多及经期延长,需与内膜癌相鉴别。及时行分段刮宫、子宫镜检查及 B 型超声检查等,确诊并不困难。

4.原发性输卵管癌　主要表现为阴道排液、阴道出血和下腹疼痛。分段诊刮阴性,宫旁叩及块状物;而内膜癌刮宫阳性,宫旁无块状物叩及。B 型超声检查有助于鉴别。

5.老年性子宫内膜炎合并宫腔积脓　常表现阴道排液增多,浆液性、脓性或脓血性。子宫正常大或增大变软,扩张宫颈管及诊刮即可明确诊断。扩张宫颈管后即见脓液流出,刮出物见炎性细胞,无癌细胞。内膜癌并发宫腔积脓时,除有脓液流出外,还应刮出癌组织,病理检查即能证实。但要注意两者并存的可能。

6.宫颈管癌、子宫肉瘤　均表现为不规则阴道出血及排液增多。宫颈管癌病灶位于宫颈管内,宫颈管扩大形成桶状宫颈。子宫肉瘤可有子宫明显增大,质软。分段刮宫及宫颈活检即能鉴别。

三、子宫内膜癌的治疗

治疗方法为手术、放疗及药物(化学药物及激素)治疗,应根据患者全身情况、癌变累及范围及组织学类型制定适宜的治疗方案。早期患者以手术为主,按手术病理分期的结果及存在的复发高危因素选择辅助治疗;晚期则采用手术、放射、药物等综合治疗。

1.手术治疗　为首选的治疗方法,尤其对早期病例。手术目的:一是进行手术病理分期,确定病变的范围及与预后相关的重要因素;二是切除癌变的子宫及其他可能存在的转移病灶。术中首先进行全面探查,对可疑病变部位取样做冷冻切片检查,并留腹水或盆腹腔冲洗液进行细胞学检查。剖视切除的子宫标本,判断有无肌层浸润。手术切除的标本应常规进行病理学检查,癌组织还应进行雌激素、孕激素受体的检测,作为术后选用辅助治疗的依据。Ⅰ期患者应行筋膜外全子宫切除及双侧附件切除术,有以下情况之一者,应行盆腔及腹主动脉旁淋巴结取样和(或)清扫术:①病理类型为透明细胞癌,浆液性癌、鳞形细胞癌或未分化癌等。②侵犯肌层深度≥1/2。③子宫内膜样腺癌 G_3。④癌灶累及宫腔面积超过50%或累及峡部。Ⅱ期应行全子宫或广泛子宫切除术及双侧盆腔淋巴结清扫与腹主动脉旁淋巴结清扫术。Ⅲ期和Ⅳ期的晚期患者手术范围与卵巢癌相同,应进行肿瘤细胞减灭术。

2.放射治疗　是治疗子宫内膜癌的有效方法之一,分腔内照射和体外照射两种。腔内照射多用后装腔内照射,体外照射常用^{60}Co或直线加速器。单纯放疗仅用于有手术禁忌证或无法手术切除的晚期内膜癌患者,腔内总剂量为45～50Gy,体外总照射剂量为40～45Gy。Ⅰ期 G_1 不能接受手术治疗者可选用单纯腔内照射,其他各期均应采用腔内照射和体外照射联合治疗。术后放疗是内膜癌最主要的术后辅助治疗,可明显降低局部复发,提高生存率。对已有深肌层浸润、淋巴结转移、盆腔及阴道残留病灶的患者,术后均需加用放疗。

3.孕激素治疗　对晚期或复发癌患者、不能手术切除或年轻、早期、要求保留生育功能者,均可考虑孕激素治疗。各种人工合成的孕激素制剂如甲羟孕酮、己酸孕酮等均可应用。用药剂量要大,甲羟孕酮每日 200~400mg;己酸孕酮 500mg,每周 2 次,至少用 10~12 周才能评价有无效果。

4.抗雌激素制剂治疗　他莫昔芬为一种非甾体类抗雌激素药物,并有微弱的雌激素作用,也可用于治疗内膜癌。其适应证与孕激素治疗相同。一般剂量为每次 10~20mg,每日口服 2 次,长期或分疗程应用。

5.化疗　晚期不能手术或治疗后复发者可考虑使用化疗,也有用于术后有复发高危因素患者的治疗,以期减少盆腔外的远处转移。常用的化疗药物有多柔比星、氟尿嘧啶、环磷酰胺、丝裂霉素等。可以单独应用,也可几种药物联合应用,也可与孕激素合并应用。

6.随访　完成治疗后应定期随访,及时确定有无复发。随访时间:术后 2 年内,每 3~6 个月 1 次;术后 3~5 年,每 6~12 个月 1 次。随访检查内容包括:①盆腔检查(三合诊)。②阴道细胞学涂片检查。③胸片(6~12 个月)。④期别晚者,可进行血清 CA125 检查。根据不同情况,亦可选用 CT、MRI 等。

四、临床经验及诊治进展

子宫内膜癌患者手术切除子宫,按照国内教科书论述,子宫内膜癌 I 期应行筋膜外子宫切除术,中华医学会妇科肿瘤分会《妇科恶性肿瘤诊治指南》也建议行筋膜外子宫切除,对于子宫内膜癌 II 期,建议行广泛子宫切除术,这是国内多年来公认的标准。但是,美国国立卫生癌症研究院(NCI)的诊治指南认为,I 期的子宫内膜癌可行全子宫＋双附件切除术,以及选择性盆腔淋巴结和腹主动脉旁淋巴结切除术,关于 II 期子宫内膜癌,美国 NCI 对 II 期子宫内膜癌处理,如肿瘤侵犯到宫颈管间质,可以行全子宫双附件切除＋腹膜后淋巴结的活检,辅助术后放疗;也可行广泛子宫切除＋腹膜后淋巴结切除术。综合有关文献报道,建议 I 期子宫内膜癌的子宫切除范围可以是全子宫切除,也可以行筋膜外子宫切除手术。但是,要行规范的筋膜外子宫切除手术,避免损伤输尿管。关于 II 期子宫内膜癌,建议子宫切除范围为次广泛子宫切除手术,没有必要切除过多的宫旁组织。

关于子宫内膜癌是否一定要切除盆腔和腹膜后淋巴结,这个问题争论已久。近年来,有意大利研究报道 1996—2006 年 10 年间 514 例手术前分期 I 期的子宫内膜癌患者,发现无论总生存率还是无复发生存率,盆腔淋巴结切除术在早期妇女子宫内膜癌没有任何有益的证据,盆腔淋巴结切除术除了用于临床试验之外,不能被推荐用于以治疗为目的的早期子宫内膜癌患者的常规治疗。尽管淋巴结切除术无任何治疗获益,但是淋巴结切除术有预测价值,它可以更准确的识别转移的范围和疾病的分期,帮助病情评估和判定预后。建议存在以下任何一项即主张行腹膜后淋巴结切除:①术前或术中评估有深肌层浸润。②肿瘤为低分化。③临床分期Ⅱ期及其以上。④手术中探查淋巴结可疑转移,或者取活检证实有淋巴结转移,附件受侵。⑤特殊类型(浆乳癌、透明细胞癌、移行细胞癌)。

子宫内膜癌发病呈年轻化趋势,对于年轻患者,强烈要求保留生育功能,是否有可能性,一般认为必须符合以下 7 个条件:①年龄＜40 岁,没有其他生育问题。②ⅠA 期 G_1。③腹腔冲洗液是阴性。④手术前和手术中评估没有淋巴结转移。⑤根据刮宫病理雌激素、孕激素受体阳性。⑥组织类型是子宫内膜样腺癌。⑦患者迫切要求,并有较好的随访条件。符合 7 个条件才可以考虑保留生育功能。

第五节　卵巢肿瘤

卵巢肿瘤是女性生殖器常见的三大恶性肿瘤之一。由于卵巢癌缺乏早期诊断手段,一旦出现症状多属晚期,死亡率居妇科恶性肿瘤首位,已成为严重威胁妇女生命和健康的主要肿瘤。其中卵巢上皮性肿瘤好发于 50～60 岁妇女,卵巢生殖细胞肿瘤多见于 30 岁以下年轻女性。卵巢组织成分非常复杂,是全身各脏器原发肿瘤类型最多的部位。不同类型其组织学结构和生物学行为,均存在很大差异。卵巢也是胃肠道恶性肿瘤、乳腺癌、子宫内膜癌等常见的转移部位。在组织学上分为上皮性肿瘤、性索间质肿瘤、生殖细胞肿瘤和转移性肿瘤。临床分期一般采用国际妇产科联盟(FIGO)手术病理分期(表 4-2)。

表 4-2　原发性卵巢恶性肿瘤的手术病理分期(FIGO,2000 年)

Ⅰ期	肿瘤局限于卵巢
Ⅰa	肿瘤局限于一侧卵巢,包膜完整,卵巢表面无肿瘤;腹水或腹腔冲洗液未找到恶性细胞
Ⅰb	肿瘤局限于双侧卵巢,包膜完整,卵巢表面无肿瘤;腹水或腹腔冲洗液未找到恶性细胞
Ⅰc	肿瘤局限于单侧或双侧卵巢并伴有如下任何一项:包膜破裂;卵巢表面有肿瘤;腹水或腹腔冲洗液有恶性细胞
Ⅱ期	肿瘤累及一侧或双侧卵巢,伴有盆腔扩散
Ⅱa	扩散和(或)种植至子宫和(或)输卵管;腹水或腹腔冲洗液无恶性细胞
Ⅱb	扩散至其他盆腔器官;腹水或腹腔冲洗液无恶性细胞

Ⅱc	ⅡA 或 ⅡB,伴腹水或腹腔冲洗液找到恶性细胞
Ⅲ期	肿瘤侵犯一侧或双侧卵巢,并有显微镜证实的盆腔外腹膜转移和(或)局部淋巴结转移
Ⅲa	显微镜证实的盆腔外腹膜转移
Ⅲb	肉眼盆腔外腹膜转移灶最大径线≤2cm
Ⅲc	肉眼盆腔外腹膜转移灶最大径线>2cm,和(或)腹膜后区域淋巴结转移
Ⅳ期	远处转移(胸水有癌细胞,肝实质转移)

卵巢恶性肿瘤预后与分期、病理类型及分级、年龄等有关。其中肿瘤期别和残存肿瘤数量是主要的预后指标,期别越早预后越好,残存肿瘤越小预后越好。

一、卵巢肿瘤的诊断

1.临床表现

(1)卵巢良性肿瘤:早期肿瘤较小,多无症状,常在妇科检查时偶然发现。肿瘤继续长大占满盆腔、腹腔时,可出现尿频、便秘、气急、心悸等压迫症状;检查见腹部膨隆,无移动性浊音。妇科检查可在子宫一侧或双侧触及圆形或类圆形肿块,多为囊性,表面光滑,活动,与子宫无粘连。

(2)卵巢恶性肿瘤:早期常无症状,晚期可有消瘦、贫血等恶病质表现。主要症状为腹胀、腹部肿块及胃肠道症状。肿瘤向周围组织浸润或压迫,可引起腹痛、腰痛或下肢疼痛;压迫盆腔静脉可出现下肢水肿;功能性肿瘤可出现内分泌症状,如颗粒细胞瘤分泌雌激素引起不规则阴道出血、子宫内膜增生过长等,或绝经后阴道出血表现。妇科检查可在直肠子宫陷凹处触及质硬结节或肿块,肿块多为双侧,实性或囊实性,表面凹凸不平,活动差,与子宫分界不清,常伴有腹水。有时可在腹股沟、腋下或锁骨上触及肿大的淋巴结。

2.并发症

(1)蒂扭转:为常见的妇科急腹症,常在体位突然改变或妊娠期,产褥期子宫大小、位置改变时发生蒂扭转。蒂扭转的典型症状是体位改变后突然发生一侧下腹剧痛,常伴恶心、呕吐,甚至休克。双合诊检查可叩及压痛的肿块,以蒂部最明显。有时不全扭转可自然复位,腹痛随之缓解。治疗原则是一经确诊,尽快行剖腹手术。术时应先在扭转蒂部靠子宫的一侧钳夹后,再切除肿瘤和扭转的瘤蒂,钳夹前不可先将扭转的蒂回复,以防血栓脱落。

(2)破裂:有外伤性破裂和自发性破裂。症状轻重取决于破裂口大小、流入腹腔囊液数量和性质。考虑肿瘤破裂时应立即手术,术中尽量吸净囊液,并涂片行细胞学检查;彻底清洗盆腔、腹腔;切除的标本送病理学检查。

(3)感染:较少见。多继发于肿瘤扭转或破裂;也可来自邻近器官感染灶(如阑尾脓肿)的扩散。患者可有发热、腹痛、腹部压痛及反跳痛、腹肌紧张、腹部肿块及白细胞升高等。治疗原则是抗感染治疗后,手术切除肿瘤。若短期内感染不能控制,应尽快手术。

(4)恶变:肿瘤迅速生长,应考虑有恶变可能,应尽早手术。

3.辅助检查　常用的辅助检查方法有如下几种。

(1)影像学检查:①B型超声检查。可了解肿块的部位、大小、形态,囊性或实性,囊内有无乳头;临床诊断符合率>90%,但不易测出直径<1cm的实性肿瘤;彩色多普勒超声扫描可测定卵巢及其新生组织血流变化,对诊断有帮助。②腹部X线摄片:卵巢畸胎瘤可显示牙齿、骨质及钙化囊壁。③CT、MRI、PET检查。可显示肿块及肿块与周围的关系,肝、肺有无结节及腹膜后淋巴结有无转移。

(2)肿瘤标志物:①血清CA125。敏感性较高,特异性较差。80%卵巢上皮性癌患者血清CA125水平升高;90%以上患者CA125水平与病情缓解或恶化相关,可用于病情监测。②血清甲胎蛋白(AFP)。对卵黄内胚窦瘤诊断有帮助;未成熟畸胎瘤、混合性无性细胞瘤中含卵黄囊成分者,AFP也可升高。③人绒毛膜促性腺激素(HCG)。对原发性卵巢绒癌有特异性。④性激素。颗粒细胞瘤、卵泡膜细胞瘤产生较高水平雌激素。浆液性、黏液性囊腺瘤或勃勒纳瘤有时也可分泌一定量雌激素。

(3)腹腔镜检查:可直接观察肿块外观和盆腔、腹腔及横膈等部位,在可疑部位进行多点活检,抽取腹水行细胞学检查。

(4)细胞学检查:可抽取腹水或胸腔积液,行细胞学检查。

二、卵巢肿瘤的鉴别诊断

1.卵巢良性肿瘤与恶性肿瘤的鉴别诊断　结果见表4-3。

2.卵巢良性肿瘤的鉴别诊断

(1)卵巢瘤样病变:滤泡囊肿和黄体囊肿最常见。多为单侧,壁薄,直径<5cm。可暂行观察2~3个月,或口服避孕药,若肿块持续存在或增大,卵巢肿瘤的可能性较大。

表 4-3 **卵巢良性肿瘤与恶性肿瘤的鉴别诊断**

鉴别内容	良性肿瘤	恶性肿瘤
病史	病程长,逐渐增大	病程短,迅速增大
体征	单侧多,活动,囊性,表面光滑	双侧多,固定,实性或囊实性,表面不平结节状
一般情况	良好	恶病质
B 型超声	为液性暗区,可有间隔光带,边缘清	液性暗区内有杂乱光团、光点,肿块边界不清
腹水	多无腹水	常有腹水,多为血性,可查到癌细胞

(2)输卵管卵巢囊肿:为炎性积液,常有盆腔炎性病史。双侧附件区有不规则条形囊性包块,边界较清,活动受限。

(3)子宫肌瘤:浆膜下肌瘤或肌瘤囊性变,容易与卵巢肿瘤混淆。肌瘤常为多发性,与子宫相连,检查时随宫体及宫颈移动。B 型超声检查可协助鉴别,部分病例需手术才能明确诊断。

(4)妊娠子宫:妊娠早期时,子宫增大变软,峡部更软,双合诊时宫体与宫颈似不相连,易将宫体误认为卵巢肿瘤。但妊娠有停经史、HCG 阳性,超声检查可鉴别。

(5)腹水:腹水患者常有肝脏、心脏、肾脏病史,平卧时腹部两侧突出如蛙腹,移动性浊音阳性。B 型超声检查可见不规则液性暗区,液平面随体位改变,其间有肠曲光团浮动,无占位性病变。巨大卵巢囊肿平卧时腹部中间隆起,叩诊浊音,腹部两侧为鼓音,无移动性浊音,边界清楚;B 型超声检查见圆球形液性暗区,边界整齐光滑,液平面不随体位移动。

3.卵巢恶性肿瘤的鉴别诊断

(1)子宫内膜异位症:简称内异症,可有粘连性肿块及直肠子宫陷凹结节,有时与卵巢恶性肿瘤很难鉴别。内异症常有继发性痛经进行性加重、经量过多、不规则阴道出血、不孕等症状。B 型超声检查、腹腔镜检查有助于鉴别。

(2)结核性腹膜炎:常有肺结核史,并发腹水和盆腹腔内粘连性块状物。多发生于年轻、不孕妇女,伴月经稀少或闭经。有消瘦、乏力、低热、盗汗、食欲缺乏等全身症状。肿块位置较高,形状不规则,界限不清,不活动。叩诊时鼓音和浊音分界不清。胸部 X 线摄片、B 型超声检查多可协助诊断,必要时行剖腹探查或腹腔镜活检予以确诊。

(3)转移性卵巢肿瘤:诊断卵巢原发恶性肿瘤之前应先排除转移性卵巢肿瘤。

以消化道肿瘤、乳癌转移至卵巢多见。转移性卵巢肿瘤多为双侧性、中等大、肾形、活动的实性肿块;可做胃镜、肠镜等检查予以鉴别。

(4)生殖道以外的肿瘤:卵巢肿瘤需与腹膜后肿瘤、直肠癌、乙状结肠癌等相鉴别。腹膜后肿瘤固定不动,位置低者可使子宫、直肠或输尿管移位;肠癌多有消化道症状;超声检查、钡剂灌肠、乙状结肠镜检查等有助于鉴别。

三、卵巢肿瘤的治疗

1.上皮性卵巢肿瘤的治疗　首选手术治疗。较小的卵巢良性肿瘤常采用腹腔镜手术,恶性肿瘤多采用剖腹手术。

(1)良性肿瘤:根据患者年龄、生育要求及对侧卵巢情况决定手术范围。年轻、单侧良性肿瘤者,应行患侧卵巢肿瘤剥出或卵巢切除术,保留患侧正常卵巢组织和对侧正常卵巢;双侧良性肿瘤者,应行肿瘤剥出术。围绝经期妇女可行患侧附件或双侧附件切除术;已绝经妇女,行双侧附件切除术或全子宫及双侧附件切除术。术中切下肿瘤后应剖开肿瘤观察判断肿瘤良性、恶性,必要时做冷冻切片组织学检查,明确性质以确定手术范围。疑恶性肿瘤应尽可能完整取出,防止肿瘤破裂、囊液流出,癌细胞种植于腹腔。巨大良性囊性肿瘤可穿刺放液,待体积缩小后取出,穿刺前需保护穿刺周围组织,以防被囊液污染;放液速度应缓慢,以免腹压骤降发生休克。

(2)交界性肿瘤:主要采用手术治疗。参照卵巢癌手术方法进行全面的手术分期或肿瘤细胞减灭术,复发病例也应采取手术治疗,对年轻的早期患者可保留生育功能,术后是否辅助化疗或放疗有争议。

(3)恶性肿瘤治疗原则:手术为主,辅以化疗、放疗等综合治疗。

①手术治疗。是治疗上皮性卵巢癌的主要手段。第一次手术的彻底性与预后密切相关。早期上皮性卵巢癌应行全面确定分期的手术,包括:留取腹水或腹腔冲洗液进行细胞学检查;全面探查盆、腹腔,对可疑病灶及易发生转移部位多处取材做组织学检查;全子宫和双附件切除(卵巢动静脉高位结扎);尽可能切除所有明显的肿瘤病灶;大网膜、盆腔及腹主动脉旁淋巴结切除。

经过全面确定分期手术并符合下列条件者,可施行保留生育功能(保留子宫和对侧附件)的手术:年轻,渴望生育;Ⅰa期;细胞分化好(G_1);对侧卵巢外观正常;有随诊条件。亦有主张完成生育后视情况再行手术切除子宫及对侧附件。

晚期卵巢癌行肿瘤细胞减灭术,手术的主要目的是切除所有原发灶,尽可能切除所有转移灶,必要时可切除部分肠管、膀胱或脾脏等。残余肿瘤直径越小越好。

对于手术不能切除的患者,可先行新辅助化疗 1～2 个疗程后再进行手术。

②化学药物治疗。上皮性卵巢癌对化疗较敏感,即使已有广泛转移也能取得一定疗效。除经过全面准确的手术分期、高分化的Ⅰa 期和Ⅰb 期患者不需化疗外,其他患者均需化疗。常用化疗药物有顺铂、卡铂、紫杉醇、环磷酰胺、依托泊苷等。近年来,多采用铂类药物联合紫杉醇的化疗方案。早期患者常采用静脉化疗,3～6 个疗程,疗程间隔 4 周。晚期患者可采用静脉腹腔联合化疗或静脉化疗,6～8 个疗程,疗程间隔 3 周。老年患者可用卡铂或紫杉醇单药化疗。复发和难治性卵巢癌根据患者对铂类药物是否敏感选择再次应用铂类药物或吉西他滨、脂质体多柔比星、拓扑替康、依托泊苷等(表 4-4)。

表 4-4　卵巢癌常用化疗方案

静脉化疗方案:
紫杉醇 175mg/m², >3 小时静脉滴注,卡铂(AUC6),>1 小时静脉滴注
紫杉醇 135mg/m², >3 小时静脉滴注,或顺铂 75mg/m², >6 小时静脉滴注
多西紫杉醇 75mg/m², >1 小时静脉滴注,卡铂(AUC5),>1 小时静脉滴注
顺铂 50mg/m²,静脉滴注 1 次,环磷酰胺 600mg/m²,静脉滴注 1 次
单药化疗方案(适用于老年患者):
紫杉醇 175mg/m², >3 小时静脉滴注,或卡铂(AUC5～6),>1 小时静脉滴注
静脉腹腔联合化疗方案,
紫杉醇 135mg/m², >24 小时静脉滴注,第一日;顺铂 50～100mg/m²,第二日腹腔注射;紫杉醇 60mg/m²,第八日腹腔注射

注:AUC 指曲线下面积,根据患者的肌酐清除率计算卡铂剂量

③放射治疗。外照射对于卵巢上皮性癌的治疗价值有限,可用于锁骨上和腹股沟淋巴结转移灶和部分紧靠盆壁的局限性病灶的局部治疗。

2.非上皮性卵巢肿瘤的治疗　卵巢生殖细胞肿瘤:良性肿瘤应参照良性上皮性肿瘤治疗方法。恶性生殖细胞肿瘤的治疗如下。

(1)手术治疗:对年轻并希望保留生育功能者,手术基本原则是无论期别早晚,只要对侧卵巢和子宫未被肿瘤浸润,在进行全面手术分期的基础上,均可行保留生育功能手术。对复发者仍主张积极手术。

(2)化疗:Ⅰa 期、高分化患者不需化疗,其他患者均需化疗。常用的化疗方案是:依托泊苷每日 100mg/m²,共 5 日,每日顺铂 20mg/m²,共 5 日,分别在第 1、8、15 日联用(称 BEP 方案)或不用(称 EP 方案),博来霉素每日 10mg,3～6 个疗程。

有大块残留病灶时,化疗 3～4 个疗程,血清学检测缓解后再化疗 2 个疗程。BEP 方案无效者,可以采用 VIP 方案(顺铂、长春碱、异环磷酰胺)化疗。

(3)放疗:无性细胞瘤对放疗敏感,但放疗会影响患者生育功能,故目前较少应用。放疗用于治疗复发的无性细胞瘤。

3.卵巢转移性肿瘤　卵巢转移性肿瘤占卵巢肿瘤的 5%～10%。体内任何部位,如乳腺、肠、胃、生殖道、泌尿道等的原发性癌均可能转移到卵巢。治疗原则是缓解和控制症状。如原发瘤已经切除且无其他转移和复发迹象,转移瘤仅局限于盆腔,可进行肿瘤细胞减灭术,术后配合化疗或放疗,但预后差。

4.妊娠并发卵巢肿瘤　妊娠并发卵巢良性肿瘤较恶性常见。并发良性卵巢肿瘤的处理原则是:早孕发现肿瘤者,可等待至妊娠 3 个月后手术,以免引起流产。妊娠晚期发现肿瘤者,可等待至妊娠足月,如阻塞产道则行剖宫产,同时切除肿瘤。如诊断或高度可疑卵巢恶性肿瘤,应尽早手术及终止妊娠,处理原则同非孕期。

5.随访与监测　卵巢癌易复发,应长期随访和监测。一般第一年每 1 个月复查 1 次;第二年后每 3 个月复查 1 次;第 3～5 年后每 4～6 个月复查 1 次;5 年后每年随访 1 次。

随访内容包括症状、体征、全身及盆腔检查、B 型超声检查;必要时做 CT 或 MRI、PET 检查;测定血清 CA125、AFP、HCG 等肿瘤标志物。

四、临床经验与诊治进展

卵巢癌的化学治疗从 20 世纪 60 年代的烷化剂到 70～80 年代的铂类,再到 90 年代的紫杉醇,不断进展。目前,多项国际多中心临床研究表明,紫杉醇联合卡铂仍然是晚期卵巢癌治疗的金标准,TC 方案(紫杉醇/卡铂)中加入其他化疗药物并不能改善晚期卵巢癌患者的疗效。新辅助化疗对晚期卵巢癌的治疗价值一直存在争议。尽管近年来化学治疗进展较快,但卵巢癌确诊时就已为晚期,化疗耐药亦是导致卵巢癌综合治疗失败,病死率居高不下的重要原因。对卵巢癌多药耐药(MDR)及靶向治疗的研究日趋激烈,大量的临床试验已经开展,通过单剂靶向药物、靶向联合化疗、靶向联合靶向等各个方面寻求更多的卵巢癌治疗手段,辅助诊断及预后因子方面也有新的发现,寻求更多卵巢癌治疗的靶标及相应的靶向治疗药物对卵巢癌患者尤其重要。

1.靶向治疗　分子靶向治疗是以病变细胞为靶点的治疗,相对于手术、放疗、化疗三大传统治疗手段更具有"治本"功效。靶向药物能否用于卵巢癌,提高卵巢癌患者的生存率,改善预后,已成为临床研究的热点及难点。表皮生长因子受体

(EGFR)在 30%～70%的卵巢癌中存在过表达,有研究表明,EGFR 和肺耐药蛋白(LRP)的表达可以被用来估计卵巢癌的化疗耐药性和预后。EGFR 是酪氨酸激酶家族成员,为原癌基因 c-erbB-2 的表达产物,定位细胞膜,可介导 DNA 合成及细胞增殖,导致肿瘤细胞增殖和血管生成,使细胞周期 $G_1 \rightarrow S$ 期失控。在以 EGFR 为靶点的吉非替尼、厄洛替尼、西妥昔单抗、贝伐单抗等药物的临床试验中,贝伐单抗为重组的抗人血管内皮生长因子(VEGF)单克隆抗体,具有抗血管生成的作用。在一项Ⅱ期临床试验中患者接受单药贝伐单抗剂量为 15mg/千克,每 3 周 1 次。Cannistra 等认为,贝伐单抗在卵巢上皮癌或恶性腹水的应用中单剂治疗有效,但是胃肠道穿孔的发生率比预期要高。另外有一项研究指出,在以顺铂为基础完全应答的化疗后,对于卵巢癌的维持治疗,贝伐单抗不管是单剂还是联合顺铂,都具有显著地抗肿瘤活性,而且可以延长患者生存期。

2.靶向治疗联合治疗　细胞毒药物与靶向药物具有不同的作用机制,因此联合应用可能具有协同作用。细胞毒药物与靶向药物联合应用时通常采用节奏性化疗,旨在通过减小细胞毒药物的剂量、缩短给药间隔达到提高疗效的目的。Garcia 等报道的贝伐单抗和环磷酰胺治疗复发性卵巢癌的Ⅱ期试验共纳入 70 例患者,既往化疗方案包括顺铂、贝伐单抗剂量为 10mg/千克,2 周 1 次静脉给药,之后 2 周内,每日 1 次环磷酰胺 50mg,口服。半年无进展生存率 56%,17 例部分缓解、中位无进展生存期和中位生存期分别为 7.2 个月和 16.9 个月。研究者认为,贝伐单抗联合环磷酰胺的节奏性化疗对复发性卵巢癌有效,进一步研究是必要的。美国妇科肿瘤组正在进行该药治疗晚期卵巢癌的Ⅱ期临床研究。美国妇科肿瘤组(GOG)还将要开展大规模随机性Ⅲ期临床研究,如评价多西他赛/卡铂＋厄洛替尼和紫杉醇/卡铂＋贝伐单抗作为卵巢癌一线治疗的疗效。

第五章　妇科其他常见疾病

第一节　子宫内膜异位症

子宫内膜异位症(内异症)是指具有生长功能的子宫内膜组织在子宫腔以外的部位出现、生长、浸润、反复出血,可形成结节及包块,引起疼痛和不育等。卵巢是最常见受侵部位(80%),另外可侵犯宫骶韧带、子宫直肠陷凹、阴道直肠隔、子宫后壁下部浆膜面及身体其他部位。此病多见于生育年龄妇女,25～45岁居多。绝经后异位内膜组织可萎缩、吸收;妊娠或使用性激素类药物可暂时阻止此病发展。

【诊断标准】

1.临床表现

(1)疼痛:70%～80%的内异症患者均有不同程度盆腔疼痛,与病变程度不完全平行,包括痛经(典型者为继发性痛经,并进行性加重)、非经期腹痛(慢性盆腔痛)、性交痛以及排便痛等,卵巢内异症囊肿破裂可引起急性腹痛。

(2)不孕:约50%的内异症患者合并不孕。不孕可能由于粘连等机械因素,卵巢功能障碍,合并黄素化未破裂卵泡综合征(LUPS),以及自身免疫因素等所致。

(3)月经异常:主要表现为周期缩短,经期延长,经前2～3日点滴出血。亦可为经量增多,少数为经量减少。

(4)性交疼痛。

(5)特殊部位内异症。①消化道内异症大便次数增多或便秘、便血、排便痛等。②泌尿道内异症尿频,尿急、尿痛、血尿或腰痛等。③呼吸道内异症,经期咯血及气胸。④瘢痕内异症剖宫产等手术后腹壁切口部位,经期疼痛加重;会阴切口或切口瘢痕结节,经期增大,疼痛加重。

(6)妇科检查:子宫常呈后位,活动差,宫骶韧带、子宫直肠陷凹或阴道后穹窿触痛结节;可同时存在附件囊性、不活动肿物。

2.辅助检查

(1)B型超声显像检查:主要观察子宫后方或两侧是否有肿物,其特征为囊性肿物,边界欠清,内有稀疏光点,囊液稠厚,有时局部可见团块或实质部分,表现为混合性肿物。若肿物位于子宫后侧,可见囊肿图像与子宫图像有不同程度的重叠。

(2)腹腔镜检查:腹腔镜检查是诊断子宫内膜异位症的较佳方法。可直接见到病灶,了解病变的范围与程度并进行临床分期。病灶颜色可呈红、青、黑、棕、白及灰色等,有时还可见腹膜凹陷或瘢痕形成,形状可表现为点状、结节状、小泡样、息肉样等。亦可见盆腔内粘连及增大的卵巢子宫内膜样囊肿。

(3)CA125 检测:子宫内膜异位症患者 CA125 多异常升高。

3.鉴别诊断

(1)卵巢恶性肿瘤:患者病情发展迅速,腹胀、腹痛。

(2)盆腔炎性包块:有急性盆腔炎及发热史,抗感染治疗有效。

(3)子宫腺肌:病痛经更剧烈,子宫多均匀增大,质硬。

【治疗原则】

治疗的目的是减灭和消除病灶,缓解并解除疼痛、改善和促进生育、减少和避免复发。治疗时,应考虑的因素为年龄、生育要求、症状的严重性、病变范围、既往治疗史以及患者的愿望。治疗措施要规范化与个体化。

1.手术治疗

(1)手术目的:祛除病灶,恢复其结构和功能。

(2)术式分类:内异症根据手术方式不同分为:①保守性手术,保留患者生育功能,尽量去除肉眼可见的病灶及卵巢内异囊肿,同时分离盆腔粘连。适用于年轻、尚未生育的妇女。保留卵巢功能手术适用于生育年龄无生育要求的妇女。②半根治性手术,切除子宫和病灶,但保留卵巢,主要适用于无生育要求但希望保留卵巢内分泌功能者。③根治性手术,切除全子宫＋双附件以及所有肉眼可见病灶。适用于年龄较大、无生育要求、症状重或多种治疗无效者。④辅助性手术,如子宫神经去除术以及骶前神经切断术,适用于中线部位疼痛者。

2.药物治疗

(1)药物治疗目的:抑制卵巢功能,阻止内异症进展,减少内异症病灶的活性以及减少粘连的形成,药物治疗宜用于确诊病例。

(2)治疗内异症可供选择的药物主要有口服避孕药、高效孕激素、雄激素衍生物以及 GnRH-a 四大类。

1)口服避孕药:连用或周期用药,共 6 个月,可抑制排卵;副作用较少,但可有消化道症状或肝功能异常等。

2)高效孕激素:安宫黄体酮 20～30mg/d,分 2～3 次口服,连用 6 个月。可致内膜组织蜕膜样改变,最终导致内膜萎缩,同时可负反馈下丘脑-垂体-卵巢轴。副作用主要有突破性出血、乳房胀痛、体重增加、消化道症状及肝功能异常。

3)雄激素衍生物:用于治疗内异症的雄激素衍生物有:①达那唑,每日 600～800mg,分 2～3 次口服,共 3～6 个月。停药后 4～6 周可恢复排卵。副作用为潮热、出汗、体重增加、水肿、痤疮、肝功能损害。如合并子宫肌瘤亦可促使其萎缩。肝、肾功能不良及心血管疾病者不宜使用。②孕三烯酮(内美通):2.5mg,2～3 次/周,从月经第 1 日开始,连续口服 3～6 个月。副作用少于达那唑。

4)促性腺激素释放激素激动剂(GnRH-a):根据不同剂型分为皮下注射和肌内注射,每月 1 次,共用 3～6 个月。常用药物有达菲林 3.75mg,肌内注射、亮丙瑞林 3.75mg 或 1.88mg,皮下注射。GnRH-a 可下调垂体功能,造成药物暂时性去势及体内低雌激素状态。副作用主要是低雌激素血症引起的更年期症状,如潮热、阴道干燥、性欲下降,失眠及抑郁等,长期应用可引起骨质丢失。

为减少副作用,建立在"雌激素窗口剂量理论"基础上,可行反向添加方案,治疗剂量应个体化,有条件时应监测雌激素水平。反向添加方案包括:①雌孕激素联合方案:结合雌激素 0.3～0.625mg/d＋醋酸甲羟孕酮 2～4mg/d。②替勃龙 1.25mg/d。应用 GnRH-a 3 个月以上,多主张反向添加治疗,根据症状的严重程度,也可从用药第 2 个月开始。

第二节　子宫腺肌病

子宫内膜侵入子宫肌层称为子宫腺肌病。子宫腺肌病常同时合并子宫内膜异位症、子宫肌瘤。子宫内病灶多为弥漫型,亦可局限于肌层形成团块,称子宫腺肌瘤。

【诊断标准】

1.临床表现

(1)痛经:半数以上患者有继发性进行性痛经,且进行性加剧。

(2)月经异常:表现为月经量增多,经期延长及不规则出血。

(3)不孕。

(4)妇科检查:子宫均匀性增大,呈球形,有的表现为子宫表面不规则呈结节样突起。有压痛,月经期子宫可增大,质地变软,压痛明显。

2.辅助检查

(1)B 型超声显像检查:发现子宫增大,肌层增厚,后壁明显,内膜线前移。病变部位回声增强，与周围组织无明显界限。

（2）MRI 检查：子宫内存在界限不清、信号强度低的病灶，T_2 加强影像可有信号强度高的病灶，内膜与肌层结合区变宽，$>12mm$。

（3）血清 CA125 水平多数升高。

（4）病理诊断是子宫腺肌病诊断的金标准。

【治疗原则】

1.期待治疗　对无症状、无生育要求者可定期观察。

2.手术治疗　是主要的治疗方法，其中子宫切除是根治性手术。对年轻需保留生育功能者，可进行病灶切除或子宫楔形切除，也可辅助行子宫神经去除术，骶前神经切断术或子宫动脉阻断术，无生育要求伴月经量增多者，可进行子宫内膜去除术。

3.药物治疗

4.介入治疗

5.辅助生育治疗　对不孕患者可先用 GnRH-a 治疗 3～6 个月，再行助孕治疗，对病变局限或子宫腺肌瘤患者，可先行手术＋GnRH-a 治疗，再行助孕治疗。

第三节　阴道发育异常

一、阴道横膈

阴道横膈是两侧副中肾管融合后与尿生殖窦相接未贯通或部分贯通所致。多在阴道中上部或中部有一软组织横膈，大多膈中央有孔，大小不一，少数为无孔或完全性横膈。

【诊断标准】

1.临床表现

（1）有孔横膈一般无症状，若横膈位置较低常因性生活障碍而就诊，也有在临产时胎头下降受阻而发现。

（2）无孔横膈可在横膈以上部分形成月经血潴留，出现闭经、痛经。

（3）下腹部肿块可因阴道、子宫和输卵管积血所致。

（4）妇科检查阴道较短，其中上部见一小孔，但看不到宫颈或仅见阴道盲端。肛诊时可触及子宫颈及子宫体，无孔横膈在相当于阴道中上部可触及质中块物，可有压痛。

2.辅助检查

(1)穿刺:经阴道对无孔横膈做空穿刺,抽出积血可明确诊断。

(2)超声显像显示宫颈以下部位有积血,适合未婚者。超声诊断困难者可辅助MRI检查帮助诊断。

【治疗原则】

(1)横膈放射形切开,切除多余部分横膈,切缘缝合止血。术后放置阴道模型,定期更换,直到上皮愈合。

(2)临产时发现横膈可在宫颈口近开全时或于产程中胎头下降压迫横膈使其伸展(有时组织成薄膜状)做多处切开以利胎儿下降。分娩后检查伤口有无出血,按需缝合。

二、阴道纵膈

阴道纵膈是胚胎发育期两侧副中肾管会合后,其中隔未消失或未完全消失所致。它分完全纵膈和不完全纵膈,前者即形成双阴道,双阴道常与双子宫并存。

【诊断标准】

(1)大多数妇女无症状,有些因发生性交困难而就诊被发现。

(2)分娩时可导致先露下降困难,产程进展缓慢。

(3)若一侧纵膈无开口,则导致月经血潴留。

(4)妇科检查见阴道被一纵形黏膜襞分成两条纵形通道。黏膜的上端近宫颈,下端达阴道口或未达阴道口。

【治疗原则】

(1)纵膈妨碍月经血排出或影日向性交时应将纵膈切除。创面缝合以防粘连。

(2)产时手术,当先露下降压迫纵膈时可先切断纵膈的中部,待胎儿娩出后再切除纵膈。

(3)术后注意点:①注意创面的愈合。②抗生素预防感染。

三、阴道闭锁

阴道闭锁为泌尿生殖窦未参与形成阴道下段所致。根据阴道闭锁的解剖学特点将其分为两型:Ⅰ型阴道闭锁,即阴道下段闭锁,阴道上段及宫颈、子宫体均正常;Ⅱ型阴道闭锁,即阴道完全闭锁,多合并宫颈发育不良,子宫体发育不良或子宫畸形。

【诊断标准】

1. Ⅰ型阴道闭锁 多子宫内膜功能正常,因此症状出现较早,主要表现为阴道上段扩张,严重时可以合并宫颈、宫腔积血,盆腔检查发现包块位置较低,位于直肠前方,就诊往往较及时,症状与处女膜闭锁相似,但无阴道开口,闭锁处黏膜表面色泽正常,亦不向外隆起。肛诊可叩及凸向直肠包块,位置较处女膜闭锁高,较少由于盆腔经血逆流引发子宫内膜异位症。

2. Ⅱ型阴道闭锁 即阴道完全闭锁,多合并宫颈发育不良,子宫体发育不良或子宫畸形,子宫内膜分泌功能不正常,症状出现较晚,经血容易逆流至盆腔,常常发生子宫内膜异位症。磁共振显像和超声检查可帮助诊断。

【治疗原则】

(1)一旦明确诊断,应尽早手术切除。手术以解除阴道阻塞,使经血引流通畅为原则。

(2)先用粗针穿刺阴道黏膜,抽出积血后切开闭锁段阴道,排出积血。

(3)常规检查宫颈是否正常。

(4)切除多余闭锁的纤维结缔组织,利用已游离的阴道黏膜覆盖创面,术后定期扩张阴道以防挛缩。

四、阴道斜膈综合征

阴道斜膈综合征也称(HWWS),病因尚不明确,可能是副中肾管向下延伸未到泌尿生殖窦形成一盲端所致。阴道斜膈常伴有同侧泌尿系发育异常,多为双宫体、双宫颈及斜膈侧的肾缺如。

阴道斜膈分为三种类型:

(1)Ⅰ型为无孔斜膈:隔后的子宫与外界及另侧子宫完全隔离,宫腔积血聚积在隔后腔。

(2)Ⅱ型为有孔斜膈:隔上有一数 mm 的小孔,隔后子宫与另侧子宫隔绝,经血通过小孔滴出,引流不畅。

(3)Ⅲ型为无孔斜膈合并宫颈瘘管:在两侧宫颈间或隔后腔与对侧宫颈之间有小瘘管,有隔一侧子宫经血可通过另一侧宫颈排出,引流亦不通畅。

【诊断标准】

1.临床表现

(1)Ⅰ型发病年龄早,症状较重,平时一侧下腹痛。

(2)Ⅱ型月经间期阴道少量褐色分泌物或陈旧血淋漓不净,脓性分泌物有臭味。

（3）Ⅲ型经期延长有少量血，也可有脓性分泌物。妇科检查一侧穹窿或阴道壁可触及囊性肿物，Ⅰ型肿物较硬，宫腔积血时触及增大子宫；Ⅱ型、Ⅲ型囊性肿物张力较小，压迫时有陈旧血流出。

（4）月经周期正常，有痛经及一侧下腹痛；月经周期中有流血、流脓或经期延长等症状。

2.辅助检查

（1）妇科检查一侧穹窿或阴道壁有囊肿，增大子宫及附件肿物。局部消毒后在囊肿下部穿刺，抽出陈旧血，即可诊断。

（2）B型超声检查可见一侧宫腔积血，阴道旁囊肿，同侧肾缺如。

（3）子宫碘油造影检查可显示Ⅲ型者宫颈间的瘘管，由孔斜膈注入碘油，可了解隔后腔情况。必要时应做泌尿系造影检查。

【治疗原则】

由囊壁小孔或穿刺定位，上下剪开斜膈，暴露宫颈，沿斜膈附着处，做菱形切除，做最大范围的隔切除，边缘电凝止血。油纱卷压迫 24～48 小时，一般不放置阴道模型。

五、先天性无阴道

先天性无阴道是双侧副中肾管会合后未向尾端伸展形成管道，以致无阴道。可与始基子宫伴存或先天性无子宫，但亦有子宫正常者。15%合并有泌尿道畸形。

【诊断标准】

1.临床表现

（1）性征发育正常，但无月经来潮。

（2）性生活困难。

（3）妇科检查无阴道开口，有时呈一浅凹或深约 2～3cm 的凹陷。肛查可叩及一小子宫（始基子宫）。

2.辅助检查

（1）超声显像：了解子宫及盆腔肿块情况。

（2）肾盂静脉造影：除外并存的泌尿道畸形。

（3）应行染色体检查，如 46,XX 为 MRKH 综合征，如 46,XY 则为完全型雄激素不敏感综合征。

【治疗原则】

1.非手术顶压法　用木质或塑料模具压迫外阴部的凹陷使扩张并延伸到接近正常阴道的长短。适用于会阴处有一凹陷者。

2.阴道成型术　可选择下列方法,各有利弊。若有正常子宫应使阴道与子宫颈沟通。手术时机应选在结婚前3~6个月进行。

(1)羊膜阴道成形术。

(2)乙状结肠或回肠代阴道术。

(3)盆腔腹膜阴道成形术。

(4)皮瓣阴道成形术。

(5)皮片阴道成形术

(6)生物补片阴道成形术。

除皮瓣和肠道法外手术后需带模具扩张阴道,应每日更换、清洗消毒模具。

3.术后随访

(1)按不同手术,术后不同时间进行随访。

(2)了解术后伤口愈合情况和阴道口的松紧程度。

第四节　子宫发育异常

两条副中肾管在发育、融合或中膈吸收演变过程中,任何时期出现停滞均可导致子宫发育异常而出现子宫畸形。

【诊断标准】

1.临床表现

(1)约25%患者无症状,亦无生殖障碍。

(2)从无月经来潮,提示可能为先天性无子宫、始基子宫、子宫发育不良或无子宫内膜。

(3)月经稀少。

(4)痛经,逐渐加重,有月经血潴留。

(5)不孕、反复流产、胎位异常、早产和死胎等。

(6)妇科检查子宫小,为始基子宫或幼稚子宫;若子宫偏向一侧可能为残角子宫或单角子宫;子宫底部较宽提示有纵膈子宫或鞍状子宫;子宫底部有凹陷可能为双角子宫或鞍状子宫;子宫呈分叉状为双角子宫或双子宫。

2.辅助检查

(1)超声显像：显示为单子宫或双子宫，以及子宫的大小。子宫梭形且偏向一侧可能为单角子宫；一侧圆钝形实质块提示可能是残角子宫；显示子宫体较宽且子宫腔内有纵膈者可能为纵膈子宫或双角子宫，以及明显的鞍状子宫。超声显示子宫轮廓较清楚，但子宫腔内影像不如子宫输卵管碘油造影清晰。但可清楚地显示子宫腔积血。必要时可辅助 MRI 检查帮助诊断。

(2)盆腔充气和子宫输卵管碘油双重造影检查：同时了解盆腔内有无子宫、子宫外形和子宫腔形态，可诊断单角子宫、鞍形子宫、双角子宫、纵膈子宫(完全型或不完全型)和双子宫。双子宫时必须两个宫腔均注入造影剂方可显示两个宫腔影。若一个子宫显影，在其一侧有实质性肿块应考虑伴有残角子宫的可能。

(3)腹腔镜检查：当影像诊断有困难时，可由腹腔镜直接观察子宫的轮廓。

(4)宫腔镜检查：直接观察子宫腔内的情况如有无纵膈、半纵膈、双角或鞍形子宫。

(5)必要时可行静脉肾盂造影，了解有否合并泌尿道畸形。

【治疗原则】

(1)始基子宫、实体子宫可不予处理，若残角子宫有积血则做子宫切除。

(2)幼稚子宫有痛经者可对症治疗。

(3)双子宫、双角子宫和鞍形子宫一般不予处理。

(4)纵膈子宫影响生育时可切除纵膈。

(5)子宫畸形者妊娠后应预防流产、早产。根据胎儿大小、胎位及产道情况决定分娩方式。

第五节　不孕症

希望妊娠、未避孕、有正常性生活 1 年而未能受孕者，称为不孕症。根据女性妊娠史可以将不孕症分为原发性不孕症和继发性不孕症。原发性不孕症是指既往无妊娠史，继发性不孕症是指有妊娠史，包括自然流产和异位妊娠史后 1 年未孕。在不孕症夫妇中，女方因素约占 40%～55%，男方因素约占 25%～40%，男女双方共同因素约占 20%～30%，不明原因性不孕约占 10%。

【诊断标准】

1.病史

(1)同居时间、性生活状况、避孕情况，既往诊疗经过。

（2）既往病史：有无急慢性盆腔炎、阑尾炎、结核病、子宫内膜异位症、盆腔手术史等病史。

（3）月经史：初潮年龄、性征发育情况、月经周期、经期、经量、痛经情况。

（4）婚育史：婚姻状况、配偶生育情况、妊娠次数，流产或刮宫的次数以及术后恢复的情况，有无异位妊娠史。

2.体格检查　身高、体重、生长发育状况，有无多毛、溢乳等。生殖器以及第二性征的检查。必要时行胸片排除肺结核，MRI 检查排除垂体病变。

3.辅助检查

（1）配偶应行精液常规检查。

（2）女方应做以下检查：

①超声影像学检查：检查子宫、卵巢有无器质性病变。超声检查子宫大小、形态、内膜情况、双侧卵巢大小、卵泡数目，判断卵巢储备功能。连续 B 超监测卵泡发育，判断有无排卵。

②内分泌功能测定及排卵监测：激素检测包括 FSH、LH、E_2、PRL、T、P。基础内分泌水平检测是在月经第 2～4 天检测，能反映卵巢的储备功能或某些异常状态。排卵检测有基础体温测定、宫颈黏液评分、B 超监测卵泡发育、排卵的情况以及孕酮水平测定等。必要时行甲状腺及肾上腺功能的检查。

③输卵管通畅试验：包括输卵管通液术、子宫输卵管造影、宫腔镜下输卵管插管通液术、宫腔镜直视下输卵管通液术。

④宫颈与子宫因素检查：除了常规的妇科检查外，可行阴道、宫颈分泌物细胞学、细菌学、病原学检查、宫颈黏液评分以及性交后试验。

⑤生殖免疫学检查：必要时进行生殖免疫学检查，包括抗精子抗体、抗子宫内膜抗体、抗透明带抗体、抗卵巢抗体等检查。

【治疗原则】

（1）精神治疗：心理治疗，普及受孕知识和排卵期监测。

（2）针对不同病因，采用不同治疗。

（3）辅助生殖技术。

一、排卵障碍

排卵障碍引起的不孕约占 25％～35％。导致排卵障碍的原因：下丘脑-垂体-卵巢轴病变或功能紊乱以及全身因素。根据促性腺激素和雌激素水平，将排卵障碍分为三型：①Ⅰ型：低促性腺激素性无排卵，FSH 和 LH 均小于 5U/L，雌激素为卵泡期低限,提示病变在下丘脑、垂体。②Ⅱ型:正常促性腺激素性无排卵,FSH和 LH 多在 5～10U/L 之间,雌激素为卵泡期水平,提示下丘脑-垂体-卵巢轴失调。大多数月经失调均属于该类型。③Ⅲ型:高促性腺激素性无排卵,FSH 超过30U/L,为卵巢功能衰竭或卵巢不敏感综合征。

【诊断标准】

1.病史　生育年龄的女性出现月经失调,表现为月经稀发、闭经,月经过多,功能失调性子宫出血等。不孕、溢乳、多毛、痤疮等。少数患者表现为月经周期正常。

2.体格检查　身高、体重、生长发育状况,有无多毛、溢乳等。生殖器以及第二性征的检查。

3.辅助检查

(1)基础体温测定(BBT):正常月经周期中,由于排卵后孕酮的作用,体温较排卵前升高 0.3～0.5℃并持续约 14 天,称为双相型基础体温,提示可能排卵。若BBT 为单相型,提示无排卵。

(2)子宫内膜病理学检查:在月经来潮前 3 天内或来潮 12 小时内,进行子宫内膜活检,若子宫内膜呈分泌期改变提示有排卵可能,若呈增生期改变提示无排卵。非月经期内膜活检应除外妊娠的可能。

(3)血清性激素的测定:在月经周期第 2～4 天取静脉血查 FSH、LH、E_2、T,协助判断卵巢储备功能;月经前 3～10 天查血孕酮(P)水平,若高于正常值,提示有排卵可能。

(4)B超监测卵泡发育:B超动态监测卵泡的发育和排卵情况,能明确卵泡发育、排卵是否正常,并除外未破裂卵泡黄素化综合征(LUFS)。还可以观察子宫内膜情况。

(5)尿 LH 峰的测定:尿 LH 峰多在下午出现,尿 LH 出现微弱阳性后,每隔6～8小时检测 1 次,若测到强阳性,预示 24～48 小时内排卵。

(6)影像学检查:当催乳素水平高于 $100\mu g/ml$,应行 CT 或 MRI 检查明确是否存在垂体腺瘤。

【治疗原则】

针对不同的病因,采用不同的处理措施。对于内分泌异常引起的排卵障碍,建议先纠正内分泌异常,再给予诱导排卵治疗。选择诱导排卵药物的原则:Ⅰ型无排卵者,长期的低雌激素闭经者,子宫小,内膜薄,应先用人工周期,促进子宫发育至接近正常,再诱导排卵。由于同时缺乏 FSH 和 LH,建议使用人绝经期促性腺激素(HMG),或者同时使用 FSH 和 LH 制剂。Ⅱ型无排卵者,以多囊卵巢综合征多见。Ⅲ型无排卵者,如果是卵巢功能衰竭,不建议使用诱导排卵药物。如果是卵巢不敏感或卵巢储备功能下降,需要使用较大剂量的促排卵药物。常用诱导排卵药物:

(1)氯米芬(CC):能够与下丘脑的雌激素受体结合,阻断雌激素对下丘脑的负反馈性作用,使促性腺激素释放激素(GnRH)分泌,促进垂体分泌 FSH 和 LH,刺激卵泡发育。适用于体内有一定雌激素水平的患者。从月经来潮的第 5 天开始用药,每天 50mg,共 5 天,B 超监测卵泡发育。若无排卵,下一周期可增加剂量,最大剂量为 150mg/d,可连续应用 6 个周期。

(2)促性腺激素:HMG 和促卵泡生长激素(FSH)。方案有递增、递减以及递增-递减联合方案。常用的为小剂量递增方案:自月经来潮的第 3~5 天起,每天 37.5~75IU,B 超监测卵泡发育,连续用药 1 周。如果卵泡无生长,逐步增加药物剂量,直至卵泡发育。根据卵泡发育的情况调整 HMG 或 FSH 用量,达到诱导单卵泡发育或少量卵泡发育的目的。

(3)人绒毛膜促性腺激素(HCG):有类似黄体生成素(LH)的作用,可使成熟卵泡排卵。当优势卵泡达到 1.8cm 时,肌内注射 HCG5000~10000IU,一般在注射后 36~48 小时排卵。对于上述诱导排卵周期或自然周期监测发现 LUFS 患者,可应用 HCG 诱发排卵。

二、输卵管性不孕症

输卵管具有运送精子、摄取卵子及把受精卵运送到子宫腔的作用,如果输卵管功能障碍或管腔不通,会导致不孕,称为输卵管性不孕症。输卵管性不孕约占女性不孕症的 20%~30%。

【诊断标准】

1.病史　间断发作的慢性下腹隐痛、坠痛或腰骶部疼痛,白带增多,常常于月经期、性交后或劳累后加重。急性发作时,出现下腹剧痛,伴发热、白细胞计数升高等急性感染症状。有时也会出现月经失调。

2.既往史　急性、慢性盆腔炎,阑尾炎病史,子宫内膜异位症,性传播疾病如淋球菌、沙眼衣原体、支原体等感染,结核病史以及流产史、宫外孕史、盆腔外科手术史。

3.体格检查　腹部检查有无揉面感,有无包块。妇科检查:尿道口及其旁腺处是否有脓液流出,如果有流出液,应做革兰染色检查及细菌培养。阴道分泌物的性质、宫颈举痛,子宫位置、活动度,宫体及附件区压痛,附件区包块等。

4.辅助检查

(1)输卵管通畅试验：

1)输卵管通畅度检查指征：①未避孕未孕 1 年以上者；②既往有盆腔炎治疗史；③各种输卵管手术后评价。

2)评价输卵管通畅度方法：主要有子宫输卵管通液术、子宫输卵管造影术、超声声学造影术、宫腔镜下输卵管插管通液术、腹腔镜下输卵管通液术。最常用的是子宫输卵管造影术。①子宫输卵管造影术：一般在月经干净 3～7 天进行。建议造影时，动态观察造影剂通过输卵管情况；术后 30 分钟，拍弥散片了解盆腔造影剂弥散的情况，了解是否有盆腔粘连。②腹腔镜下输卵管通液术：有检查和治疗的作用。

(2)实验室检查：怀疑特异性感染，如结核，沙眼衣原体、支原体感染，应行病原体培养和血清学诊断。

(3)影像学检查：胸、腹部 X 线片了解有无结核病灶。超声检查明确有无包块并判断其性质。

【治疗原则】

1.保守治疗　对于轻度的慢性输卵管炎，不孕时间短，可以试行保守治疗。包括抗生素治疗、理疗以及中药治疗。使用抗生素时，应采用广谱抗菌药，并且需要与抗厌氧菌药物联合应用，治疗需要注意的是足量、疗程达到 14 天。

2.输卵管性不孕症的手术治疗

(1)适应证：①输卵管性不孕症。②女方年龄在 40 岁以下，卵巢储备功能良好，有规律排卵。③精液分析示正常或接近正常。④IVF 术前。⑤无手术禁忌证者。

(2)输卵管重建手术禁忌证：①生殖道及盆腔急性炎症。②存在不适合手术的全身性疾病。

(3)手术方式：严重输卵管损伤的患者因手术后宫内妊娠率低，宫外孕发生率高，故不勉强行输卵管重建手术，建议其直接行体外受精胚胎移植。而输卵管轻度损伤者，可行腹腔镜下输卵管重建术。

1)输卵管近端病变的处理：①腹腔镜监视下宫腔镜近端输卵管疏通术。②输卵管峡部结节性炎症腹腔镜下输卵管部分切除再吻合。③输卵管近端闭锁性纤维症结扎或切除患侧输卵管。

2)输卵管中段病变的处理：①绝育后输卵管再通术：行双侧输卵管吻合术。②宫外孕保守治疗或开窗术后中段阻塞处理。

3)输卵管远端病变的处理：①输卵管远端非闭锁性病变输卵管粘连分解术。②输卵管远端闭锁性病变输卵管薄壁积水行输卵管远端造口术。输卵管厚壁积水行结扎或切除患侧输卵管。

3.体外受精-胚胎移植术　输卵管性不孕症是体外受精-胚胎移植术（IVF-ET）的指征。输卵管积水者，尤其是 IVF 治疗失败后的患者，建议预防性切除输卵管。

三、子宫内膜异位症相关的不孕症

子宫内膜异位症在不孕症患者中的发病率为 30％～50％。因子宫内膜异位症导致的不孕症，被称为子宫内膜异位症相关的不孕症。

【治疗原则】

应根据患者病变的程度、年龄、卵巢储备功能以及是否合并其他不孕的原因等权衡利弊，采用个体化的方案。年轻的轻度子宫内膜异位症患者，不孕病史较短并且卵巢储备功能良好可期待治疗。手术治疗可以明确诊断、分期，还可以去除可见病灶，纠正盆腔异常解剖关系，改善盆腔环境，能提高各期子宫内膜异位症患者的自然妊娠率。但是手术治疗都可能损伤卵巢，导致卵巢储备功能下降。反复手术会加重对卵巢的损伤。辅助生殖技术已成为治疗子宫内膜异位症相关的不孕症的重要方法。辅助生殖技术包括宫腔内人工授精（IUI）和体外受精-胚胎移植术（IVF-ET）。

产科篇

第六章　异常妊娠

第一节　妊娠剧吐

妊娠剧吐是在妊娠早期发生的一种现象,表现为频繁的恶心、呕吐,多于停经6周左右开始出现,轻者可于孕3个月后自行缓解,严重者不能进食,甚至出现体液失衡、酸中毒、电解质紊乱、肝肾衰竭而危及孕妇生命。其发生率一般在0.5%~2%。

一、妊娠剧吐的诊断

1.病史　停经后出现恶心、呕吐等反应,严重时不能进食。

2.临床表现　极度疲乏,皮肤干燥,尿量减少,脉搏加快,体温轻度升高,血压下降。严重者出现视网膜出血、精神迟钝或意识不清。

3.尿常规　尿量少,尿比重增加,尿酮体阳性,有时可出现蛋白尿及管型尿。

4.血液检查　血液浓缩时表现为血常规红细胞计数、血红蛋白含量、血细胞比容的升高。动脉血气分析血液 pH 值、二氧化碳结合力等,可有代谢性酸中毒表现。血清离子测定,注意有无电解质失衡,如低钾、低钠、低氯等。还应测定肝肾功能、凝血功能、甲状腺功能等。

5.心电图检查　受低血钾影响可出现心律失常、T 波改变、U 波出现等情况。

6.其他　必要时行眼底检查及神经系统检查。

二、妊娠剧吐的鉴别诊断

1.葡萄胎　有停经及呕吐的共同点。血人绒毛膜促性腺激素(HCG)明显高于相应孕周,超声检查提示子宫大于相应孕周,无妊娠囊或胎心搏动,宫腔内可见"落雪状"或"蜂窝状"回声。

2.急性病毒性肝炎　妊娠早期病毒性肝炎可使妊娠反应加重。部分患者有皮肤巩膜黄染,肝大,肝区叩击痛,肝酶异常升高,血清病原学肝炎病毒指标呈阳性。

3.急性胃肠炎　患者常有饮食不洁史,除恶心、呕吐外伴有腹痛、腹泻、发热、白细胞异常升高,抗生素治疗后多有好转。

4.急性胰腺炎　常为突发性上腹剧痛,伴有恶心、呕吐、肩背部放射痛,吐后腹痛不减轻,血尿淀粉酶升高,超声、CT 示胰腺增大,胰周渗液等可鉴别。

三、妊娠剧吐的治疗

治疗原则:维持体液及新陈代谢平衡,必要时需终止妊娠。

1.轻症　门诊治疗,缓解精神紧张,流汁饮食,补充液体,补充维生素,定期复查尿常规、肝肾功能。

2.重症　住院治疗,尿酮体强阳性、肝肾功能受损、电解质失衡等可作为住院治疗的指征。①禁食 2～3 天,症状好转后逐渐增加饮食。②每日补液 3000ml 左右,加入氯化钾、维生素 C、维生素 B_6,肌内注射维生素 B_1、维生素 K,酸中毒者给予 5% 碳酸氢钠纠酸治疗。酌情补充氨基酸、脂肪乳等。③观察患者尿量(≥1000ml),定期复查尿常规、肝肾功能、电解质,应根据化验结果调整用药。

3.终止妊娠指征　①持续黄疸。②持续蛋白尿。③体温升高,持续在 38℃ 以上。④心动过速(≥120 次/分钟)。⑤伴发 Wernicke 综合征(B 族维生素缺乏所致脑部出血坏死性损害)等。

四、临床经验及诊治进展

妊娠剧吐可致两种维生素缺乏,维生素 B_1 缺乏可致 Wernicke 综合征,主要表现为中枢神经系统症状:眼球震颤、视力障碍、共济失调,有时患者可出现言语增多、记忆障碍、精神迟钝或嗜睡、昏迷等脑功能紊乱状态。维生素 K 缺乏可致凝血功能障碍,孕妇出血倾向增加,可发生鼻出血、骨膜下出血,甚至视网膜出血。

明确诊断前要排除葡萄胎及其他可导致呕吐的消化道疾病和颅内病变。

大部分妊娠剧吐孕妇随着孕周增大症状逐渐缓解,预后好。考虑到长时间的代谢性酸中毒状态下可能出现胎儿发育的异常,因此当极少数患者病情严重,出现 Wernicke 综合征等严重并发症时,应建议立即终止妊娠,避免母亲的不良后果发生。但妊娠剧吐在下次妊娠时有再次发生的可能,故决定终止妊娠前需与家属充分沟通,病历中记录好终止妊娠的指征。

第二节　异位妊娠

正常妊娠时,受精卵着床于子宫体腔内膜。当受精卵于子宫体腔以外着床时,称为异位妊娠。异位妊娠是妇产科常见的急腹症之一,若不及时诊断和积极抢救,可危及生命。异位妊娠包括输卵管妊娠、卵巢妊娠、腹腔妊娠、阔韧带妊娠及宫颈妊娠等。

一、输卵管妊娠

异位妊娠中以输卵管妊娠最为多见,输卵管妊娠的发病部位以壶腹部最多,约占78%;其次为峡部、伞部、间质部妊娠较少见。输卵管管腔狭小,管壁薄且缺乏黏膜下组织,其肌层远不如子宫肌壁厚与坚韧,妊娠时又不能形成完好的蜕膜,不能适应胚胎的生长发育,因此,当输卵管妊娠发展到一定时期时将发生以下结局:输卵管妊娠流产、输卵管妊娠破裂、陈旧性宫外孕、继发性腹腔妊娠、持续性异位妊娠。常见病因有:输卵管炎症、输卵管手术史、输卵管发育不良或功能异常、子宫肌瘤或卵巢肿瘤等。

(一)异位妊娠的诊断

1.临床表现

(1)停经:多有6~8周停经史,但输卵管间质部妊娠停经时间较长。另有部分患者无明显停经史,可能因未仔细询问病史,或将不规则阴道出血误认为末次月经,或由于月经过期仅数日而不认为是停经。

(2)腹痛:是输卵管妊娠患者就诊的主要症状。输卵管妊娠发生流产或破裂之前,由于胚胎在输卵管内逐渐增大,输卵管膨胀而常表现为一侧下腹部隐痛或酸胀感。当发生输卵管流产或破裂时,患者突感一侧下腹部撕裂样疼痛,常伴有恶心、呕吐。若血液局限于病变区,主要表现为下腹部疼痛。当血液积聚于直肠子宫陷凹处时,出现肛门、坠胀感。随着血液由下腹部流向全腹,疼痛可由下腹部向全腹部扩散,血液刺激膈肌时,可引起肩胛部放射性疼痛。

(3)阴道出血:胚胎死亡后,常有不规则阴道出血,色暗红或深褐,量少呈点滴状,一般不超过月经量,少数患者阴道出血量较多,类似月经。阴道出血可伴有蜕膜管型或蜕膜碎片排出,系子宫蜕膜剥离所致。阴道出血一般常在病灶除去后,方能停止。

(4)晕厥与休克:由于腹腔急性内出血及剧烈腹痛,轻者出现晕厥,严重者出现失血性休克。出血量越多越快，症状出现也越迅速越严重，但与阴道出血量不成正比。

（5）腹部包块：当输卵管妊娠流产或破裂所形成的血肿时间较久者，因血液凝固与周围组织或器官（如子宫、输卵管、卵巢、肠管或大网膜等）发生粘连形成包块，包块较大或位置较高者，可于腹部叩及。

2.体征

（1）一般情况：腹腔内出血较多时，呈贫血貌。大量出血时，患者可出现面色苍白、脉快而细弱、血压下降等休克表现。体温一般正常，出现休克时体温略低，腹腔内血液吸收时体温略升高，但不超过38℃。

（2）腹部检查：下腹有明显压痛及反跳痛，尤以患侧为著，但腹肌紧张轻微。出血较多时，叩诊有移动性浊音。

（3）盆腔检查：阴道内常有少量血液，来自宫腔。输卵管妊娠未发生流产或破裂者，除子宫略大较软外，仔细检查可能触及胀大的输卵管有轻度压痛。输卵管妊娠流产或破裂者，阴道后穹隆饱满，有触痛。宫颈举痛或摇摆痛明显，将宫颈轻轻上抬或向左右摇动时引起剧烈疼痛，此为输卵管妊娠的主要体征之一，是因加重对腹膜的刺激所致。子宫稍大而软。内出血多时，检查子宫有漂浮感。子宫一侧或其后方可触及肿块，其大小、形状、质地常有变化，边界多不清楚，触痛明显。病变持续较久时，肿块机化变硬，边界亦渐清楚。输卵管间质部妊娠时，子宫大小与停经月份基本符合，但子宫不对称，一侧角部突出，破裂所致的征象与子宫破裂极相似。

3.辅助检查

（1）血 β-HCG 测定：血 β-HCG 检测是早期诊断异位妊娠的重要方法。临床上常用酶联免疫试纸法测定尿 β-HCG，方法简便、快速，适用于急诊患者，但该法系定性试验，灵敏度不高。位妊娠时，患者体内 β-HCG 水平较宫内妊娠为低，因此需要采用灵敏度高的放射免疫分析测定法或酶联免疫吸附试验定量测定血 β-HCG。

（2）超声诊断：B 型超声显像对诊断异位妊娠有帮助。阴道 B 型超声检查较腹部 B 型超声检查准确性高。异位妊娠的声像特点：①子宫虽增大但宫腔内空虚，宫旁出现低回声区。该区若查出胚芽及原始心管搏动，可确诊异位妊娠。②B 型超声显像一般要到停经 7 周时，方能查到胚芽与原始心管搏动，而在停经 5～6 周时宫内妊娠显示的妊娠囊（蜕膜与羊膜囊形成的双囊）可能与异位妊娠时在宫内出现的假妊娠囊（蜕膜管型与血液形成）发生混淆。③输卵管妊娠流产或破裂后，则宫旁回声区缺乏输卵管妊娠的声像特征，但若腹腔内存在无回声暗区或直肠子宫陷凹处积液暗区像,对诊断异位妊娠有价值。诊断早期异位妊娠,单凭 B 型超声显像有时可能发生误诊。若能结合临床表现及 β-HCG 测定等,对诊断的帮助很大。

(3)腹腔穿刺:包括阴道后穹隆穿刺和经腹壁穿刺,为简单、可靠的诊断方法。适用于疑有腹腔内出血的患者。已知腹腔内出血最易积聚在直肠子宫陷凹,即使血量不多,也能经阴道后穹隆穿刺抽出血液。抽出暗红色不凝固血液,说明有血腹症存在。陈旧性宫外孕时,可以抽出小血块或不凝固的陈旧血液。若穿刺针头误入静脉,则血液较红,将标本放置 10 分钟左右,即可凝结。无内出血、内出血量很少、血肿位置较高或直肠子宫陷凹有粘连时,可能抽不出血液,因而后穹隆穿刺阴性不能否定输卵管妊娠存在。当出血多,移动性浊音阳性时,可直接经下腹壁一侧穿刺。

(4)腹腔镜检查:该检查有助于提高异位妊娠的诊断准确性,尤其适用于输卵管妊娠尚未破裂或流产的早期患者,并适用于与原因不明的急腹症鉴别。大量腹腔内出血或伴有休克者,禁止做腹腔镜检查。在早期异位妊娠患者,可见一侧输卵管肿大,表面紫蓝色,腹腔内无出血或有少量出血。

(5)诊断性刮宫:适用于阴道出血较多的患者,目的在于排除宫内妊娠流产。将宫腔排出物或刮出物做病理检查,切片中见到绒毛,可诊断为宫内妊娠,仅见蜕膜未见绒毛有助于诊断异位妊娠。由于异位妊娠时子宫内膜的变化多种多样,因此子宫内膜病理检查对异位妊娠的诊断价值有限。但也需谨慎宫内宫外同时妊娠的情况。

(二)异位妊娠的鉴别诊断

1.**早期妊娠先兆流产** 先兆流产腹痛较轻,阴道出血量少,宫内可见孕囊,无盆腹腔内出血征象。

2.**卵巢囊肿蒂扭转或破裂** 一般有附件包块病史,患者月经正常,无内出血征象,经妇科检查结合 B 型超声可明确诊断。亦有妊娠并发卵巢囊肿扭转、破裂可能,需认真鉴别。

3.**卵巢黄体破裂出血** 黄体破裂多发生在黄体期或月经期,B 型超声下可见附件区包块及盆腔积液,后穹隆穿刺抽出不凝血。但关键在于黄体破裂出血血、尿 HCG 为阴性。

4.**外科急腹症** 急性阑尾炎,常有明显转移性右下腹疼痛,多伴有发热、恶心、呕吐,血常规血象增高。输尿管结石,下腹一侧疼痛,突发,常呈绞痛,伴同侧腰痛,常有血尿,结合 B 型超声和 X 线检查可确诊。

（三）异位妊娠的治疗

以手术治疗为主，其次是非手术治疗。在抢救休克的同时，积极手术。

1.手术治疗　分为保守手术和根治手术。保守手术方式为保留患侧输卵管，根治手术方式为切除患侧输卵管，可开腹手术或腹腔镜下手术。

（1）输卵管切除术：输卵管妊娠一般采用输卵管切除术，尤其适用于内出血并发休克的急症患者。对这种急症患者应在积极纠正休克的同时，迅速打开腹腔，提出有病变的输卵管，用卵圆钳钳夹出血部位，暂时控制出血，并加快输血、输液，待血压上升后继续手术切除输卵管，并酌情处理对侧输卵管。

输卵管间质部妊娠，应争取在破裂前手术，以避免可能威胁生命的出血。手术应做子宫角部楔形切除及患侧输卵管切除，必要时切除子宫。

自体输血是抢救严重内出血伴休克的有效措施之一，尤其在缺乏血源的情况下更重要。回收腹腔内血液应符合以下条件：妊娠＜12周、出血时间＜24小时、血液未受污染、镜下红细胞破坏率＜30％。每100ml血液加入3.8％枸橼酸钠10ml抗凝，经8层纱布过滤后方可输回体内。回输自体血400ml应补充10％葡萄糖酸钙10ml。

（2）保守性手术：适用于有生育要求的年轻妇女，特别是对侧输卵管已切除或有明显病变者。根据受精卵着床部位及输卵管病变情况选择式式，若为伞部妊娠可行挤压将妊娠产物挤出；壶腹部妊娠行切开输卵管取出胚胎再缝合；峡部妊娠行病变节段切除及断端吻合。手术若采用显微外科技术可提高以后的妊娠率。术后需密切监测血HCG，预防持续性异位妊娠，必要时补充甲氨蝶呤（MTX）治疗。

2.药物治疗　主要适用于早期异位妊娠，要求保存生育能力的年轻患者。符合下列条件可采用此法：①无药物治疗的禁忌证。②输卵管妊娠未破裂或流产。③输卵管妊娠包块直径≤4cm且未见胎心搏动。④血 β-HCG＜2000U/L。⑤无明显内出血。

化疗方法：甲氨蝶呤全身治疗，亦可局部注射。治疗机制是抑制滋养细胞增生，破坏绒毛，使胚胎组织坏死、脱落、吸收。全身治疗可每日0.4mg/kg，肌内注射，5日为1个疗程。若单次剂量肌内注射常用每平方米50mg体表面积计算，在治疗的第四日和第七日测血清 β-HCG，若治疗第4～7日血 β-HCG下降＜15％，应重复剂量治疗，然后每周重复测血清 β-HCG，直至正常为止，一般需3～4周。应用化学药物治疗，未必每例均获成功，故应在甲氨蝶呤治疗期间，应用B型超声和 β-HCG进行严密监护，并注意患者的病情变化及药物的不良反应。若用药后14日，β-HCG下降并连续3次阴性，腹痛缓解或消失，阴道出血减少或停止者为显效。若病情无改善,甚至发生急性腹痛或输卵管破裂症状,应立即进行手术治疗。局部用药为 B 型超声引导下穿刺或在腹腔镜下将甲氨蝶呤直接注入输卵管妊娠孕囊内。

(四)临床经验及诊治进展

宫内外同时妊娠在临床上较少见,由于诱发排卵、体外授精和胚胎移植术在临床的广为应用,使这种情况的发病率上升。在出现下列情况时,应警惕宫内外同时妊娠的可能:采用助孕技术以后的妊娠,自然流产或人工流产后 HCG 仍持续升高,子宫大于正常停经月份,一个以上的黄体囊肿存在,宫外妊娠无阴道出血。

手术治疗时,若发现孕囊比较小或已经发生输卵管妊娠流产,发现双侧输卵管均无明显肿块,无法确定哪一侧时,可以在每侧输卵管上注射 10～20mg 的甲氨蝶呤,既保留双侧输卵管,又可以将胚胎破坏吸收。

二、其他类型的异位妊娠

(一)卵巢妊娠

卵巢妊娠是指受精卵在卵巢着床和发育,其诊断标准为:①双侧输卵管正常。②胚泡位于卵巢组织内。③卵巢及胚泡以卵巢固有韧带与子宫相连。④胚泡壁上有卵巢组织。

卵巢妊娠的临床表现与输卵管妊娠极相似,主要症状为停经、腹痛及阴道出血。破裂后可引起腹腔内大量出血,甚至休克。因此,术前往往诊断为输卵管妊娠或误诊为卵巢黄体破裂。术中经仔细探查方能明确诊断,因此对切除组织必须常规进行病理检查。

治疗方法为手术治疗,手术应根据病灶范围做卵巢部分切除、卵巢楔形切除、卵巢切除术或患侧附件切除术,手术亦可在腹腔镜下进行。

(二)腹腔妊娠

腹腔妊娠是指位于输卵管、卵巢及阔韧带以外的腹腔内妊娠,其发生率约为 1:15000,腹腔妊娠分原发性和继发性两种。

原发性腹腔妊娠指受精卵直接种植于腹膜、肠系膜、大网膜等处,极少见,其诊断标准为:①两侧输卵管和卵巢必须正常,无近期妊娠的证据。②无子宫腹膜瘘形成。③妊娠只存在于腹腔内,无输卵管妊娠等的可能性。促使受精卵原发种植于腹膜的因素可能为腹膜上存在子宫内膜异位灶。继发性腹腔妊娠往往发生于输卵管妊娠流产或破裂后,偶可继发于卵巢妊娠或子宫内妊娠而子宫存在缺陷(如瘢痕子宫裂开或子宫腹膜瘘)破裂后。胚胎落入腹腔,部分绒毛组织仍附着于原着床部位,并继续向外生长,附着于盆腔腹膜及邻近脏器表面。腹腔妊娠由于胎盘附着异常,血液供应不足,胎儿不易存活至足月。

　　患者有停经及早孕反应,且病史中多有输卵管妊娠流产或破裂症状,即停经后腹痛及阴道出血。随后阴道出血停止,腹部逐渐增大。若胎儿死亡,妊娠征象消失,月经恢复来潮,粘连的脏器和大网膜包裹死胎。胎儿逐渐缩小,日久者干尸化或成为石胎。若继发感染,形成脓肿,可向母体的肠管、阴道、膀胱或腹壁穿通,排出胎儿骨骼。若胎儿存活并继续生长,胎动时,孕妇常感腹部疼痛,腹部检查发现子宫轮廓不清,但胎儿肢体极易触及,胎位异常,肩先露或臀先露,胎先露部高浮,胎心异常清晰,胎盘杂音响亮。盆腔检查发现宫颈位置上移,子宫比妊娠月份小并偏于一侧,但有时不易触及,胎儿位于子宫另一侧。近预产期时可有阵缩样假分娩发动,但宫口不扩张,经宫颈管不能触及胎先露部。B型超声显像若宫腔空虚,胎儿位于子宫以外,有助于诊断。

　　腹腔妊娠确诊后,应剖腹取出胎儿,胎盘的处理应特别慎重,因胎盘种植于肠管或肠系膜等处,任意剥离将引起大出血。因此,对胎盘的处理要根据其附着部位、胎儿存活及死亡时间来决定。胎盘附着于子宫、输卵管或阔韧带者,可将胎盘连同附着的器官一并切除。胎盘附着腹膜或肠系膜等处,胎儿存活或死亡不久(不足4周),则不能触动胎盘,在紧靠胎盘处结扎切断脐带取出胎儿,将胎盘留在腹腔内,约需6个月逐渐自行吸收,若未吸收而发生感染者,应再度剖腹酌情切除或引流;若胎儿死亡已久,则可试行剥离胎盘,有困难时仍宜将胎盘留于腹腔内,一般不做胎盘部分切除。术前须做好输血准备,术后应用抗生素预防感染。

(三)宫颈妊娠

　　受精卵着床和发育在宫颈管内者称宫颈妊娠,极罕见。多见于经产妇。有停经及早孕反应,主要症状为阴道出血或血性分泌物,出血量一般是由少到多,也可为间歇性阴道大出血。主要体征为宫颈显著膨大,变软变蓝,宫颈外口扩张边缘很薄,内口紧闭,而宫体大小及硬度正常。宫颈妊娠的诊断标准为:①妇科检查发现在膨大的宫颈上方为正常大小的子宫。②妊娠产物完全在宫颈管内。③分段刮宫,宫腔内未发现任何妊娠产物。

　　本病易误诊为难免流产,若能提高警惕,发现宫颈特异改变,有可能明确诊断。B型超声显像对诊断有帮助,显示宫腔空虚,妊娠产物位于膨大的宫颈管内。确诊后可行刮宫术,术前应做好输血准备,术后用纱布条填塞宫颈管创面以止血,若出血不止,可行双侧髂内动脉结扎。若效果不佳,则应及时行全子宫切除术,以挽救患者生命。

为了减少刮宫时出血并避免切除子宫，近年常采用术前给予甲氨蝶呤(MTX)治疗。MTX 每日肌内注射 20mg，共 5 日，或采用 MTX 单次肌内注射 $50mg/m^2$，或将 MTX 50mg 直接注入妊娠囊内。经 MTX 治疗后，胚胎死亡，其周围绒毛组织坏死，刮宫时出血量明显减少。

(四)子宫残角妊娠

子宫残角为先天发育畸形，由于一侧副中肾管发育不全所致。残角子宫往往不与另一发育较好的子宫腔沟通。但有纤维束与之相连。子宫残角妊娠是指受精卵着床于子宫残角内生长发育。残角子宫壁发育不良，不能承受胎儿生长发育，常于妊娠中期时发生残角自然破裂，引起严重内出血，症状与输卵管间质部妊娠相似。偶有妊娠达足月者，分娩期亦可出现宫缩，但因不可能经阴道分娩，胎儿往往在临产后死亡。B 型超声显像可协助诊断，确诊后应及早手术，切除残角子宫。若为活胎，应先行剖宫产，然后切除残角子宫。

(五)剖宫产瘢痕妊娠

剖宫产瘢痕妊娠虽较少见，但随着剖宫产率的增加，其发生率呈明显增长趋势。其发病机制尚未明了，可能为受精卵通过子宫内膜和剖宫产瘢痕间的微小腔道着床在瘢痕组织中，其后胚囊由瘢痕组织的肌层和纤维组织包绕，完全与子宫腔隔离。目前认为，除剖宫产外，其他子宫手术也可形成子宫内膜和手术瘢痕间的微小腔道，如刮宫术、肌瘤剥除术及宫腔镜手术等。瘢痕组织中胚囊可继续发育、生长，但有自然破裂而引起致命性出血的潜在危险。另外，胚囊滋养细胞也可能出现：①浸润膀胱，引起相应症状和体征。②穿透子宫下段瘢痕组织，胚囊落入腹腔，继续生长，形成腹腔妊娠。剖宫产瘢痕妊娠 5～16 周间的临床表现多为无痛性少量阴道出血，约 16% 患者伴有轻度腹痛，约 9% 患者仅有腹痛。

诊断主要依靠超声检查，B 型超声可见：①子宫腔与宫颈管内均未见孕囊。②孕囊位于子宫峡部的前部。③约 2/3 患者的孕囊和膀胱壁间肌性组织厚度＜5mm、且有缺损。④偶见子宫下段肌性组织断损，孕囊突于其间。必要时也可借助磁共振、宫腔镜及腹腔镜检查协助诊断。剖宫产瘢痕妊娠需与宫颈峡部妊娠相鉴别，后者孕囊与膀胱壁间肌性组织完整、阴道出血量多；B 型超声检查可见孕囊位于颈管内。目前，尚无标准的治疗方案，多采用甲氨蝶呤(MTX)保守治疗和子宫动脉栓塞(同时用栓塞剂和 MTX)，也可行开腹或腹腔镜下瘢痕(包括孕囊)楔形切除术。必要时，可行全子宫切除术。

第三节　流产

妊娠在 28 周以前终止,胎儿体重不足 1000g 称之为流产。根据时间,发生在妊娠 12 周以前的称为早期流产;发生在妊娠 12 周或之后者,称为晚期流产。在早期流产中,约 2/3 为隐性流产,胚胎在着床后很快就停止发育,仅表现为月经过多或月经延期,即早早孕流产(也称生化妊娠)。

根据流产的原因不同分为自然流产及人工流产。自然流产的临床过程及表现又分为先兆流产、难免流产、不完全流产、完全流产及稽留流产。根据自然流产的次数,将连续发生 3 次或 3 次以上的自然流产定义为习惯性流产(或称复发性流产)。在所有临床确认的妊娠中自然流产发生率为 10%～15%,复发性流产发生率为 0.5%～3%。

一、流产的诊断

1.病史　多有停经史,停经时间不等,伴有早孕反应。大部分患者有阴道出血或腹痛,早期流产者临床过程表现为先出现阴道出血,后出现腹痛。晚期流产者表现为先出现腹痛,后出现阴道出血。部分患者有反复流产史。

2.查体　阴道有不同程度的出血,部分患者阴道分泌物无血迹,但分泌物量多伴有异味,有阴道炎症表现可能是流产的诱因。宫颈口可扩张,有时可见妊娠物嵌顿。子宫增大,可与停经周数不相符。

3.实验室检查　尿妊娠试验阳性,对血 HCG 及黄体酮的定量测定可协助判断先兆流产的预后。必要时检查血常规、C 反应蛋白(CRP),判断有无流产感染。

4.超声检查　B 型超声下可以监测胚胎是否存活从而明确流产类型,依据妊娠囊形态、位置判断预后。

5.不同类型的流产

(1)先兆流产:孕 28 周前少量阴道出血,部分患者伴有下腹隐痛及腰酸。妇科检查宫颈口未开,胎膜未破,B 型超声下可见胎心存在,胚胎或胎儿存活。

(2)难免流产:在先兆流产的基础上阴道出血增多,腹痛加剧或出现阴道流水,妇科检查有时可见宫口已经扩张或可见妊娠物堵塞于宫颈内口。

(3)不完全流产:在难免流产的基础上妊娠物部分排出,可见阴道出血量多,甚至出现休克,妇科检查可见宫口扩张,妊娠物嵌顿于宫颈口或阴道内,子宫一般小于停经周数。

（4）完全流产：阴道出血少，腹痛消失，妇科检查宫口闭合，B型超声检查妊娠物已完全排出子宫。

（5）稽留流产：胚胎或胎儿已经死亡滞留于宫腔内未能及时排出。患者有少量阴道出血、腹痛或无任何症状。B型超声检查未闻及胎心。

（6）流产合并感染：流产过程中因阴道出血时间长或阴道炎症上行感染，表现为发热，腹痛明显，妇科检查可有阴道内异味、宫体压痛，实验室检查血常规白细胞、CRP异常升高。

二、流产的鉴别诊断

1.异位妊娠　早孕期间的先兆流产引发阴道出血或腹痛易与异位妊娠混淆。实验室检查血、尿HCG阳性可明确妊娠，但B型超声检查异位妊娠宫内未见孕囊，附件区可见异常包块，甚至妊娠囊、心管搏动。在宫内宫外均未见妊娠囊时需特别谨慎，密切随访。

2.葡萄胎　常有妊娠反应严重、阴道出血、子宫大于实际孕周等临床表现，B型超声下可见子宫腔内落雪征或蜂窝征。

3.妊娠并发急腹症或肌瘤变性　妊娠并发急腹症如阑尾炎、胆囊炎、卵巢囊肿蒂扭转等或子宫肌瘤变性也可引发先兆流产，但不能只顾保胎治疗而忽略了流产的诱发因素。

4.妊娠并发宫颈糜烂或息肉出血　妊娠后阴道出血仍需在妇科检查时小心撑开阴道观察宫颈情况，盲目使用保胎药物并不能控制宫颈表面出血，甚至有少数病例出现妊娠并发宫颈癌的漏诊。

三、流产的治疗

根据流产的不同类型，如先兆流产、难免流产、不完全流产、完全流产和稽留流产等进行相对应处理。先兆流产以保胎为原则；难免流产应清除宫腔内胚胎组织；不完全流产应清除宫腔；完全流产，在胚胎组织排出后，流血停止，腹痛消失，除嘱患者休息，无须特殊处理；稽留流产，妊娠3个月内如已确诊为死胎，可立即清除宫腔，如孕期超过3个月，先用大量雌激素，然后再用催产素引产，如不成功，可考虑手术

1.先兆流产

（1）一般处理：卧床休息，忌性生活，缓解紧张、焦虑情绪。

（2）查找病因对症药物或手术治疗：①黄体功能不全。孕前异常的基础体温测

量记录及超声测量子宫内膜厚度、孕期连续监测血清孕激素水平可明确该诊断。给予黄体酮10～20mg,每日肌内注射。②甲状腺功能低下。实验室检测临床甲状腺功能低下或抗甲状腺过氧化物酶抗体(TPOAb)阳性的亚临床甲状腺功能低下孕妇,可口服小剂量左甲状腺素片。③宫颈功能不全。宫颈软化,无明显腹痛而宫颈内口开大2cm以上,B型超声下显示宫颈管缩短,宫颈呈漏斗样改变。可于孕12～18周行宫颈内口环扎术。④其他。给予HCG 2000U,隔日肌内注射;口服维生素E 10mg,每日3次;中成药如保胎灵、安胎丸等。

(3)定期监测:定期复查B型超声注意胎心、羊水变化,监测血常规及CRP有无感染迹象,血HCG值有无不升反降,若孕妇阴道出血症状加重,出现胎膜早破、感染迹象、血HCG下降或胚胎、胎儿死亡时,及时终止妊娠。

2.难免流产　一经确诊,尽快排出妊娠物。早期流产可行吸宫术或刮宫术,晚期流产可予以缩宫素10～20U加入5%葡萄糖溶液500ml中,静脉滴注,以促进子宫收缩。术后B型超声检查宫内有无残留,必要时再次清宫,给予广谱抗生素预防感染,益母草等促进子宫复旧,必要时给予维生素B_6每次70mg,每日3次口服。回奶治疗,配合芒硝乳房外敷。

3.不完全流产　尽快行刮宫术或钳刮术,清除宫腔内残留组织。阴道大量出血伴休克者,给予输液、输血治疗,并给予抗生素预防感染。

4.完全流产　经B型超声检查证实宫腔内无残留物,一般不需特殊处理。存在高危因素时,可给予抗生素预防感染。

5.稽留流产　确诊稽留流产后,应尽快终止妊娠,否则胎盘组织机化,与子宫壁紧密粘连,造成刮宫困难。稽留时间过长,可能发生凝血功能障碍,导致弥散性血管内凝血(DIC),造成严重出血,且晚期流产较早期流产更易出现此类情况。治疗前应检查血常规、凝血功能,做好配血、输血准备。若凝血功能障碍,应尽早使用肝素、纤维蛋白原及输新鲜血等,待凝血功能好转后,再行引产或刮宫。若凝血功能正常,子宫小于妊娠10周,可直接行清宫术,术时注射宫缩药以减少出血,若胎盘组织机化并与宫壁粘连较紧,手术应特别小心,防止穿孔,一次不能刮净,可于5～7日后再次刮宫。子宫大于12孕周者,应静脉滴注缩宫素(5～10U加入5%葡萄糖液内),也可给予米非司酮200mg,顿服,米索前列醇600μg,塞阴道,或利凡诺尔100mg,羊膜腔内注射药物引产。

6.流产并发感染　治疗原则为积极控制感染,尽快清除宫内残留物。若阴道出血不多,应用抗生素2～3日,待控制感染后再行清宫。若阴道出血量多,静脉滴注抗生素和输血的同时,用卵圆钳将宫腔内残留组织夹出,使出血减少,切不可用刮匙全面搔刮宫腔,以免造成感染扩散。术后继续应用抗生素,待感染控制后再行彻底刮宫。控制感染在抗生素的选择上应考虑对需氧菌、厌氧菌有效的抗生素,若无药物过敏史,可考虑使用头孢类药物配伍甲硝唑。必要时完善血培养,取宫颈管及宫腔内容物做厌氧菌及需氧菌培养,根据药敏试验选择合适的药物。若已并发感染性休克者,应积极纠正休克。若感染严重或腹腔、盆腔有脓肿形成时,应行手术引流。抢救效果不显著时可考虑切除子宫。

四、临床经验及诊治进展

在临床诊疗过程中,早期流产应注意与异位妊娠相鉴别,学会对血 HCG 及 B 型超声进行动态监测,保胎治疗的过程中要加强监测,适时进行再评估,明确保胎适应证及禁忌证。在治疗方案的制定上,应充分与患者和其家属沟通,做好病情的解释,提前告知可能出现的风险及并发症,避免医疗纠纷。流产后要告知患者不要在 3 个月内再次受孕,如果怀孕,流产几率高。

在临床工作中,医生经常被先兆流产患者或是习惯性流产患者及其家属问及流产的病因及预防的相关问题。早期流产多与胎儿染色体异常、内分泌异常等有关,晚期流产多与生殖道感染、子宫解剖缺陷有关。复发性流产夫妇中染色体异常的约占 4%,非流产夫妇中此比例仅为 0.2%。妊娠结局取决于染色体结构异常的类型、大小和位置。目前,针对遗传因素所致复发性流产,主要是通过遗传咨询和产前诊断进行治疗,通过孕期绒毛活检、羊水穿刺、脐动脉穿刺等方法检查胚胎或胎儿的染色体。再次妊娠成功率仅为 20%,必要时需要选择性人工流产。还有一些存在遗传因素患者只能通过供卵、供精进行治疗,甚至领养的方式。

第四节 早产

妊娠满 28 周而不满 37 足周(196～258 日)间分娩者称早产,占分娩总数的 5%～15%。早产儿各器官发育不成熟,易发生脑瘫、视听障碍、呼吸窘迫综合征、湿肺、坏死性小肠炎、动脉导管未闭等,抢救费用大,约有 15% 于新生儿期死亡。除去致死性畸形,75% 以上围生儿死亡与早产有关。

一、早产的诊断

1.早产的病因及高危因素

(1)孕妇方面:①生殖系统炎症或发育畸形。B 族链球菌感染及沙眼衣原体、支原体感染引起的下生殖道感染、绒毛膜羊膜炎等。子宫畸形包括单角子宫、双角子宫及纵隔子宫等。此外,宫颈内口松弛与子宫肌瘤也易发生早产。②孕妇并发急性或慢性疾病,如急性肾盂肾炎、急性阑尾炎、妊娠期肝内胆汁淤积症、慢性肾炎、妊娠期高血压疾病、内外科并发症等引起的医源性早产。③以往有流产、早产史或本次妊娠期有阴道出血史的孕妇容易发生早产。

(2)胎儿、胎盘因素:胎儿畸形、多胎妊娠、羊水过多、胎膜早破、宫内感染、胎盘功能不全、母儿血型不合、前置胎盘及胎盘早剥等。

2.早产的临床表现　主要是子宫收缩,最初为不规则宫缩,并常伴有少许阴道出血或血性分泌物,以后可发展为规则宫缩,与足月临产相似。若子宫收缩较规则(20 分钟≥4 次,或 60 分钟≥8 次),伴有宫颈管消退≥80%及进行性宫口扩张 1cm以上时,可诊断为早产临产。

3.早产的预测

(1)宫颈内口形态的变化:在阴道超声下,正常妊娠宫颈长度≥3cm,宫颈内口形状为"T"形。宫颈内口形状的变化若逐渐变成"Y、V、U"形,或宫颈管长度＜3cm,则提示早产发生可能性大。

(2)胎儿纤维连接蛋白(fFN):fFN 是一种细胞外基质蛋白,由羊膜、蜕膜和绒毛膜合成分泌,正常妊娠 20 周前阴道后穹隆分泌物中可呈阳性改变,但妊娠 22～35 周应为阴性,孕 36 周后可以为阳性。因此妊娠 22～35 周,出现先兆早产症状者,可行 fFN 检测,若为阳性,提示胎膜与蜕膜分离,有早产风险。该检测阴性预测值为 98%,预测价值较大,可以认为有症状但监测阴性的孕妇在 2 日内发生早产的危险性小于 1%。注意在 fFN 检测前不能行阴道检查及阴道 B 型超声检测,24小时内禁止性交。

二、早产的鉴别诊断

1.生理性子宫收缩　生理性子宫收缩,一般为不规则、无痛感,且不伴宫颈管消退等改变。

2.胎盘早剥　患者主诉有腹痛腹胀,查体可叩及宫缩,但子宫持续高涨状态,甚至呈现板样硬,有时阴道出血量偏多,胎心音异常,B 型超声下发现胎盘增厚或胎盘后血肿。

3.妊娠合并外科急腹症　妊娠合并阑尾炎、胆囊炎、肾绞痛等也表现为下腹痛,但通常伴有血常规血象升高,抗感染治疗后可好转,若不及时诊断治疗,急腹症也可称为早产的诱因。

三、早产的治疗

治疗原则:若胎儿存活,无胎儿窘迫、胎膜未破,应设法抑制宫缩,尽可能使妊娠继续维持。若胎膜已破,早产不可避免时,应尽力设法提高早产儿的存活率。

1.一般处理　卧床休息,左侧卧位,可减少自发性宫缩,提高子宫血流量,改善胎盘功能,增加胎儿氧供与营养。

2.促胎肺成熟　对于孕 34 周前的早产,应用糖皮质激素能促进胎肺成熟,同时也能促进胎儿其他组织发育,明显减少新生儿呼吸窘迫综合征。治疗方案:单胎妊娠,地塞米松 5mg,肌内注射,每 12 小时 1 次,共 4 次。双胎妊娠,地塞米松 5mg,肌内注射,每 8 小时 1 次,共 6 次。注意糖皮质激素的不良反应:孕妇血糖升高,多疗程反复应用可能对胎儿神经系统发育产生一定的影响。禁忌证:临床已有宫内感染证据者。

3.抑制宫缩药物

(1)β-肾上腺素受体激动剂:这类药物可激动子宫平滑肌中的 β_2 受体,抑制子宫平滑肌收缩,减少子宫的活动而延长孕周。但其不良反应较多,特别是心血管不良反应较突出,常使母胎心率增快,孕妇血压下降。此外,尚有恶心、呕吐、头昏、出汗、肺水肿、低血钾及血糖增高等不良反应,应予注意。目前,常用药物有:利托君 100mg 加入 5% 葡萄糖液 500ml,开始时以每分钟 0.05mg 的速度静脉滴注,以后每隔 10～15 分钟增加 0.05mg,最大滴速每分钟 0.35mg,待宫缩抑制后至少持续静脉滴注 12 小时,再改为口服治疗。注意监测孕妇呼吸、心率、血压、胎心率,总液体量不超过 2000ml/L,定期复查血生化指标,谨防低钾血症。如心率≥140 次/分钟应停药。对并发心脏病、重度高血压、未控制的糖尿病患者应慎用。

(2)硫酸镁:镁离子直接作用于子宫肌细胞,拮抗钙离子对子宫收缩的活性,从而抑制子宫收缩。一般采用 25% 硫酸镁 16ml 加入 5% 葡萄糖溶液 100～250ml 中,30～60 分钟内缓慢静脉滴注,然后用 25% 硫酸镁 20～40ml 加入 5% 葡萄糖液 500ml 中,以每小时 1～2g 速度静脉滴注,直至宫缩停止。用药过程中应注意呼吸(每分钟不少于 16 次)、膝反射(存在)及尿量(每小时不少于 17ml 或 24 小时不少于 400ml)等,定期监测血镁浓度。禁忌证:肾功能不良、肌无力、心脏病患者。镁中毒解毒:10% 葡萄糖酸钙 10ml 静脉缓慢推注(5～10 分钟)。

(3)前列腺素合成酶抑制剂:前列腺素有刺激子宫收缩和软化宫颈的作用。前列腺素合成酶抑制剂可抑制前列腺素合成酶、减少前列腺素的合成或抑制前列腺素的释放以抑制宫缩。常用药物有吲哚美辛及阿司匹林等。吲哚美辛 25mg,每 8

小时口服一次,24 小时后改为每 6 小时一次。由于该类药物可通过胎盘到达胎儿,可使胎儿动脉导管提前关闭,导致胎儿肺动脉高压、血液循环障碍,而且有使肾血管收缩,抑制胎儿尿形成,使肾功能受损、羊水减少的不良反应。因此,此类药物已较少应用,必要时仅能短期(不超过 1 周)服用。

(4)钙离子拮抗剂:抑制钙离子进入子宫肌细胞膜,抑制缩宫素及前列腺素的释放,达到治疗早产的效果。常用硝苯地平 10mg,舌下含服,每 6～8 小时一次。若与硫酸镁合用,应防止血压急剧下降。对充血性心力衰竭、主动脉狭窄者应禁用。

4.控制感染　因感染是早产的重要诱因,所以保胎治疗的同时不要忽略对早产诱发因素的治疗,如下生殖道或泌尿系统炎症、阑尾炎、胆囊炎等,给予抗感染治疗,必要时可选择手术。

5.终止早产的指征　①宫缩进行性增强,经过治疗无法控制者。②有宫内感染。③继续妊娠对母胎危害大。④孕周已达 34 周,如无母胎并发症,停用抗早产药,顺其自然,不必干预,只需密切监测胎儿情况即可。

6.不可避免早产的处理　对难免早产,停用一切抑制宫缩的药物,严密观察产程进展并做好产时处理,设法降低早产儿的发病率与死亡率。大部分早产儿可经阴道分娩,产程中左侧卧位,间断面罩吸氧,肌内注射维生素 K_1,减少新生儿颅内出血的发生。密切监测胎心,临产后慎用可能抑制新生儿呼吸中枢的镇静药(吗啡、哌替啶)。第二产程可行会阴后一侧切开,缩短胎头在盆底的受压时间,从而减少早产儿颅内出血的发生。对于早产胎位异常者,在权衡新生儿存活利弊基础上,可以考虑剖宫产。

四、临床经验及诊治进展

早产儿死亡与胎龄密切相关,随着地塞米松促胎肺成熟的应用推广及监护、抢救水平的提高,早产儿存活率有很大的提高,故近年来国外学者将早产定义时间的上限提前到妊娠 20 周。

预防早产是降低围生儿死亡率的重要措施之一。定期产前检查,指导孕期卫生,对可能引起早产的因素应充分重视。切实加强对高危妊娠的管理,积极治疗妊娠并发症,预防胎膜早破,预防亚临床感染。宫颈内口松弛者,应于妊娠 14～16 周做宫颈内口环扎术。

保胎过程需与患者及家属密切沟通病情变化,若存在难免早产,应向患者交代早产儿出生后存在的风险及抢救费用;存在医源性早产需终止妊娠时要告知家属理由,取得患者及家属知情同意并签字。

第五节　胎儿生长受限

胎儿生长受限(FGR)又称胎盘功能不良综合征,是指胎儿受各种不利因素影响,未能达到其潜在的所应有的生长速率,表现为足月胎儿出生体重小于 2500g,或胎儿体重低于同孕龄平均体重的 2 个标准差,或低于同孕龄正常体重的第 10 百分位数。美国发病率为 3%～10%,我国的发病率平均为 6.39%,是围生期主要并发症之一,死亡率为正常胎儿的 4～6 倍。其不仅影响胎儿的发育,也影响儿童期及青春期的体能与智能发育。

其病因多而复杂,有些尚不明确,主要有如下几种:①孕妇因素。最常见,占50%～60%。如孕妇缺乏营养,妊娠并发症(如妊娠期高血压疾病、多胎妊娠、前置胎盘、胎盘早剥、过期妊娠、妊娠期肝内胆汁淤积症等);其他,如孕妇年龄、地区、体重、身高、吸烟、吸毒、酗酒等,以及宫内感染、子宫发育畸形、母体接触放射线或有毒物质等。②胎儿因素。胎儿遗传性疾病或染色体疾病,如 21-三体、18-三体或13-三体综合征,Turner 综合征(染色体核型为 45,XO),三倍体畸形等。胎儿本身发育缺陷、胎儿代谢功能紊乱、各种生长因子缺乏、胎儿宫内感染、接触放射线等。③胎盘或脐带因素。胎盘梗死、炎症、功能不全,以及脐带过长、过细、扭转、打结等。

一、胎儿生长受限的诊断

孕期准确诊断 FGR 并不容易,常在分娩后才能确诊。密切关注胎儿发育情况是提高 FGR 诊断率及准确率的关键。

1.病史　①准确判断孕龄。②确定有无引起 FGR 的高危因素,如既往有无先天畸形、FGR、死胎的不良分娩史,有无慢性高血压、慢性肾病、严重贫血等疾病,有无吸烟、吸毒与酗酒等不良嗜好,工作生活中是否接触有害、有毒物质。

2.临床指标　测量宫高、腹围、体重,推测胎儿大小。①宫高、腹围值连续 3 周均在第 10 百分位数以下者,为筛选 FGR 指标,预测准确率达 85%以上。②计算胎儿发育指数。胎儿发育指数=宫高(cm)-3×(月份+1),指数在-3 和+3 之间为正常,小于-3 提示有 FGR 的可能。③孕晚期孕妇每周增加体重 0.5kg,若停滞或增长缓慢时可能为 FGR。

3.辅助检查

(1)B型超声测量:判断 FGR 较准确,常用指标有:①胎儿双顶径(BPD)。正常孕早期每周平均增长 3.6～4.0mm,孕中期 2.4～2.8mm,孕晚期 2.0mm。若每周增长<2.0mm,或每 3 周增长<4.0mm,或每 4 周增长<6.0mm,于孕晚期每周增长<1.7mm,均应考虑 FGR 可能。②头围与腹围比值(HC/AC)。妊娠 36 周以前腹围值小于头围值,36 周时两者相等,此后腹围值大于头围值。计算 HC/AC,比值小于同孕周平均值的第 10 百分位数,即有 FGR 可能,有助于估算不均称型 FGR。③羊水量与胎盘成熟度。多数 FGR 出现羊水过少、胎盘老化的 B 型超声图像。④超声多普勒。孕晚期 S/D 值≤3 为正常值,脐血 S/D 值升高时 FGR 的发生率明显升高;胎儿生物物理评分可协助诊断。

(2)监测胎心:定期进行胎儿胎心电子监护。

(3)化验检查:尿 E3 和 E/C 比值、血甲胎蛋白、胎盘生乳素、妊娠特异性糖蛋白、碱性核糖核酸酶、微量元素锌(Zn)、病原微生物 TORCH 感染的检测及胎儿染色体核型分析等。

二、胎儿生长受限的鉴别诊断

根据胎儿生长特征、发生时间及病因等,将胎儿生长受限分为内因性均称型、外因性不均称型、外因性均称型 FGR。

1.内因性均称型 FGR　属于原发性胎儿生长受限,抑制生长的因素主要作用在受孕时或在妊娠早期,常因某些染色体异常、宫内感染及环境有害物质所致。特点:①体重、身长、头径均相称,但均小于该孕龄正常值,外表无营养不良表现。②脑重量轻,常有脑神经发育障碍。③胎盘组织结构无异常,但体积重量小。④半数有先天畸形。⑤产后新生儿生长发育亦有困难,多伴有智力障碍。

2.外因性不均称型 FGR　属于继发性生长发育不良,不良因素主要作用在妊娠中、晚期。如妊娠期高血压疾病、慢性高血压、糖尿病、过期妊娠等导致胎盘功能不全。特点:①各器官细胞数正常,但细胞体积缩小。②身长、头径与孕龄相符而体重偏低。③新生儿发育不匀称,外观呈营养不良或过熟儿状态。④胎盘体积重量正常,常有梗死、钙化、胎膜黄染等。出生后躯体发育正常,容易发生低血糖。

3.外因性均称型 FGR　为上述两型之混合型,致病因素在整个妊娠期发生作用,常因缺乏重要生长因素,如叶酸、氨基酸、微量元素或受有害药物影响所致。特点:①身长、体重、头径相称,但均较小。②外表有营养不良表现,常伴明显的生长与智力障碍。③胎盘外观正常,但体积小。

三、胎儿生长受限的治疗

1.寻找病因 对临床怀疑 FGR 的孕妇,应尽可能找出致病原因,排除胎儿畸形。对高危孕妇应早期检查、早期发现可能的影响因素。

2.孕期治疗 治疗越早,效果越好。孕 32 周前开始治疗效佳,孕 36 周后治疗较差。

(1)一般治疗:均衡膳食,休息吸氧,左侧卧位改善子宫胎盘血液循环。

(2)补充营养物质:①复合氨基酸 1 片,口服,每日 1～2 次。②脂肪乳注射液 250～500ml 静脉滴注,3 日 1 次,连用 1～2 周。③10％葡萄糖液 500ml 加维生素 C 或能量合剂,每日 1 次,连用 10 日。④叶酸 5～10mg,每日 3 次,连用15～30 日,适量补充维生素 E、B 族维生素、钙剂、铁剂、锌剂等。小剂量低分子肝素、阿司匹林的应用可促进子宫胎盘循环,但不能提高出生体重,有增加胎盘早剥的风险。

(3)其他:积极治疗妊娠期并发症。

3.监测胎儿健康状况 B 型超声下动态监测胎儿生长发育情况,评估治疗疗效。每周进行一次胎儿电子监护(NST 监护),如无反应,应做缩宫素激惹实验(OCT)或胎儿生物物理评分。

4.产科处理

(1)继续妊娠指征:①胎儿尚未足月。②宫内监护情况良好。③胎盘功能正常。④孕妇无并发症者。可以在密切监护下妊娠至足月,但不应超过预产期。

(2)终止妊娠指征:①治疗后 FGR 未见好转,胎儿停止生长 3 周以上。②胎盘提前老化,伴有羊水过少等胎盘功能低下表现。③NST、胎儿生物物理评分及脐动脉 S/D 比值测定等,提示胎儿缺氧。④妊娠并发症病情加重,妊娠继续将危害母婴健康或生命者。

(3)分娩方式选择:FGR 的胎儿对缺氧耐受性差,胎儿胎盘储备功能不足,难以耐受分娩过程中子宫收缩时的缺氧状态,应适当放宽剖宫产指征。①阴道产。胎儿情况良好,胎盘功能正常,胎儿成熟,Bishop 宫颈成熟度评分≥7 分,羊水量及胎位正常,无禁忌者,可经阴道分娩;若胎儿难以存活,无剖宫产指征时予以引产。②剖宫产。胎儿病情危重,产道条件欠佳,阴道分娩对胎儿不利,均应行剖宫产结束分娩。

(4)新生儿监护:在胎儿娩出前做好窒息抢救的准备,娩出后仔细清理呼吸道,早断脐预防红细胞增多症,鼻导管吸氧,加强保暖,及早检查血糖,开展新生儿近期及远期保健等。

四、临床经验及诊治进展

胎儿生长受限(FGR)的近期及远期并发症发病率均较高。近期并发症主要有新生儿窒息、低体温、低血糖、红细胞增多症等；远期并发症主要有脑瘫、智力障碍、行为异常、神经系统障碍；成年后高血压、冠心病等心血管疾病及代谢性疾病的发病率较高，约为正常儿的 2 倍。

小剂量低分子肝素越来越多地应用于 FGR 的治疗。FGR 时胎盘螺旋小动脉可表现为血管硬化及纤维蛋白原沉积及血栓形成，造成血管部分或完全阻塞，胎盘绒毛内血管床减少，胎盘绒毛直径变小，胎盘梗死绒毛间质血管间物质转运受阻。肝素不仅可以通过增加体内抗凝血酶(AT)-Ⅲ的活性来发挥强抗凝作用，还可以保护血管内皮细胞功能，并有局部抗炎作用，同时阻断纤维蛋白原转变为纤维蛋白，防止其在胎盘血管基底膜上沉积，这就可以有效解决胎盘的高凝状态、降低血液黏度和血管阻力，增加胎盘血流灌注，从而改善胎盘功能，从根本上改善宫内微环境，促进胎儿生长发育。

应用方案：低分子肝素 0.2～0.4ml 皮下注射，每日 1 次。7～10 天为 1 个疗程，每个疗程结束后休息 1 周，继续下 1 个疗程。应用期间密切监测血小板、凝血酶原时间、部分凝血活酶时间。预计分娩前一天停用肝素治疗，必要时可在术前肌内注射维生素 K_1。

第六节　羊水异常

凡妊娠的任何时期内，羊水量超过 2000ml 称为羊水过多症，大多数羊水的增加是缓慢的，称为慢性羊水过多症；极少数羊水量在数天内急剧增多，称为急性羊水过多症。羊水量少于 300ml 称为羊水过少症。羊水过多占分娩总数的 0.5%～1%，其中有 25%～30%并发胎儿畸形。羊水过少除因妊娠过期所致的羊水过少外常被忽视，发生率占分娩数的 0.4%～4%。但两者均可引起妊娠和分娩的异常。

一、羊水过多

妊娠期间羊水量超过 2000ml 者，称为羊水过多，发病率为 0.5%～1%。羊水量在数日内急剧增多，称为急性羊水过多；羊水量在较长时期内缓慢增多，称为慢性羊水过多。羊水过多时羊水的外观、性状与正常者并无差异。

约 1/3 羊水过多的原因不明，称为特发性羊水过多，不并发任何孕妇、胎儿或胎盘异常,其原因至今不明。2/3羊水过多可能与胎儿畸形、多胎妊娠、胎盘脐带病变及妊娠并发症有关,如糖尿病、母儿血型不合、重症胎儿水肿、妊娠期高血压疾病、急性病毒性肝炎、重度贫血等。

(一)羊水过多的诊断

1.临床表现

(1)急性羊水过多:较少见,多发生在妊娠20～24周,羊水快速增多,子宫于数日内急剧增大,似妊娠足月或双胎妊娠大小,产生一系列压迫症状。孕妇腹部张力过大感到疼痛,行动不便,表情痛苦,横膈上抬,出现呼吸困难,甚至发绀,不能平卧。检查见腹壁皮肤紧绷发亮,严重者皮肤变薄,皮下静脉清晰可见。巨大子宫压迫下腔静脉,影响下肢回流,引起下肢及外阴部水肿及静脉曲张。子宫明显大于停经月份,胎位不清,胎心遥远或不清。

(2)慢性羊水过多:较多见,常发生在妊娠28～32周,数周内羊水缓慢增多,多数孕妇能适应,仅感腹部增大较快,临床上无明显不适或仅出现轻微压迫症状,能忍受。产检示宫高、腹围均大于同期孕妇。腹壁皮肤发亮、变薄,触诊时感到皮肤张力大,有液体震颤感,胎位不清,胎心遥远或不清。

2.辅助检查

(1)B型超声检查:是羊水过多的重要检查方法,能了解羊水量和胎儿情况,如无脑儿、脊柱裂、胎儿水肿及双胎等。B型超声诊断羊水过多的标准有2个:①测量羊水最大暗区垂直深度(AFV)。≥8cm诊断为羊水过多,其中AFV 8～11cm为轻度羊水过多,12～15cm为中度羊水过多,>15cm为重度羊水过多。②计算羊水指数(AFI)。即孕妇平卧,以经脐横线与腹白线作为标志线,分为4个区,各象限最大羊水暗区垂直深度之和。羊水指数≥25cm为羊水过多,其中AFI 25～35cm为轻度羊水过多,36～45cm为中度羊水过多,>45cm为重度羊水过多。经比较AFI显著优于AFV。

(2)甲胎蛋白(AFP)测定:母血、羊水中AFP明显增高提示胎儿畸形。胎儿神经管畸形(无脑儿、脊柱裂)、上消化道闭锁等羊水AFP呈进行性增加。羊水AFP平均值超过同期正常妊娠平均值3个标准差以上;孕妇血清AFP平均值超过同期妊娠平均值2个标准差以上,有助于临床诊断。

(3)孕妇血糖检查:尤其慢性羊水过多者,必要时行口服葡萄糖耐量(OGTT)试验,以排除妊娠期糖尿病。

(4)血型检查:胎儿水肿应检查孕妇Rh、ABO血型,排除母儿血型不合溶血引起的胎儿水肿。

(5)胎儿染色体检查:羊水细胞培养或采集胎儿血培养做染色体核型分析,或应用染色体探针对羊水或胎儿血间期细胞真核直接原位杂交,了解染色体数目、结构异常。

(二)羊水过多的鉴别诊断

诊断羊水过多时应与多胎妊娠、葡萄胎巨大儿等相鉴别,B型超声下可鉴别诊断。

(三)羊水过多对母儿的影响

1.对母体的影响　羊水过多引起明显的压迫症状,孕妇易并发妊娠期高血压疾病,是正常妊娠的 3 倍;胎膜早破、早产发生率增加。突然破膜可使宫腔内压力骤然降低,易发生胎盘早剥。子宫肌纤维伸展过度可致子宫收缩乏力,产程延长及产后出血发生率明显增多。

2.对胎儿的影响　胎位异常增多,破膜时脐带可随羊水滑出造成脐带脱垂、胎儿窘迫及早产。围生儿死亡率为正常妊娠的 7 倍。

(四)羊水过多的治疗

羊水过多的围生儿死亡率为 28%,其处理主要取决于胎儿有无畸形、孕周和孕妇自觉症状的严重程度。

1.羊水过多并发胎儿畸形　一旦确诊胎儿畸形、染色体异常,应及时终止妊娠。通常采用人工破膜引产。破膜时需注意:①采用高位破膜器高位破膜,自宫口沿胎膜向上送入 15~16cm 刺破胎膜,使羊水缓慢流出,以免宫腔内压力骤减引起胎盘早剥。②放羊水后腹部放置沙袋或加腹带包扎以防休克。③严格无菌操作,羊水流出过程中注意血压、心率变化。④注意阴道出血及宫高变化,及早发现胎盘早剥。⑤破膜后多能自然临产,12 小时后仍未临产,需用抗生素,同时静脉滴注缩宫素引产。也可先经腹羊膜腔穿刺放出适量羊水,后行人工破膜或依沙吖啶 50~100mg 引产。

2.羊水过多并发正常胎儿　对孕周<37 周、胎肺不成熟者,应尽量延长孕周。

(1)一般治疗:低盐饮食,减少饮水量,卧床休息,取左侧卧位,改善子宫胎盘循环,每周复查羊水指数及胎儿生长情况。

(2)羊膜穿刺减压:压迫症状严重者可经羊膜腔穿刺放羊水,以缓解症状并延长孕周。在 B 型超声监测下避开胎盘部位,以 15~18 号腰椎穿刺针,经腹羊膜腔穿刺,以每小时约 500ml 速度放出羊水,一次放羊水量不超过 1500ml。操作过程中应严格消毒预防感染,密切观察胎心及孕妇血压、心率、呼吸变化,酌情给予镇静药预防早产。必要时 3~4 周后再次放羊水,以降低宫腔内压力。

(3)前列腺素合成酶抑制剂:常用吲哚美辛,有抗利尿作用,以期抑制胎儿排尿从而减少羊水量。用量为每日 2.2~2.4mg/kg,分 3 次,口服。用药期间每周做一次 B 型超声监测羊水量。鉴于吲哚美辛有引起动脉导管闭合的不良反应,故不宜长期应用。

(4)病因治疗:积极治疗糖尿病、妊娠期高血压等并发症,母儿血型不合可以行宫内输血。

(5)分娩期处理:妊娠足月或自然临产,可行人工破膜,终止妊娠。应警惕脐带脱垂和胎盘早剥、羊水栓塞发生。若破膜后子宫收缩乏力,可给予低浓度缩宫素加强宫缩,密切观察产程进展。胎儿娩出后及时应用缩宫素,预防产后出血发生。

(五)临床经验及诊治进展

对于羊水过多患者,应重视症状及体格检查,不能过于依赖辅助检查。注意了解孕妇自身感觉,对观察病情有重要帮助。治疗上先行无创的治疗方法,无效后可行有创的治疗。

二、羊水过少

妊娠晚期羊水量少于 300ml 者,称为羊水过少,发生率为 0.4%~4%,若羊水量少于 50ml,胎儿窘迫发生率达 50% 以上,围生儿死亡率达 88%。因羊水过少严重影响围生儿预后,应高度重视。

羊水过少主要与羊水产生减少或羊水吸收、外漏增加有关。部分羊水过少原因不明,临床多见下列情况:胎儿畸形、胎盘功能减退、羊膜病变、胎膜早破及母体因素如孕妇脱水、服用某些药物(如利尿药、吲哚美辛),也能引起羊水过少。

(一)羊水过少的诊断

1.临床表现　孕妇于胎动时常感腹痛,检查发现腹围、宫高均较同期妊娠者小,并发胎儿生长受限更明显,有子宫紧裹胎儿感。子宫敏感性高,轻微刺激即可引起宫缩,临产后阵痛剧烈,宫缩多不协调,宫口扩张缓慢,产程延长。阴道检查时,发现前羊膜囊不明显,胎膜紧贴胎儿先露部,人工破膜时羊水极少。

2.B 型超声检查　妊娠晚期羊水最大暗区垂直深度(AFV)≤2cm 为羊水过少,≤1cm 为严重羊水过少。羊水指数(AFI)≤8cm 为羊水偏少,≤5cm 诊断为羊水过少。B 型超声检查能较早发现胎儿生长受限,以及胎儿肾缺如、肾发育不全、输尿管或尿道梗阻等畸形。B 型超声检查已成为确诊羊水过少不可缺少的辅助检查方法。

3.羊水直接测量　破膜后,直接测量羊水量,缺点是不能早期诊断。

4.其他检查　妊娠晚期发现羊水过少,应结合胎儿生物物理评分、胎儿电子监护仪、血尿雌三醇、胎盘生乳素检测等,了解胎盘功能及评价胎儿宫内安危,及早发现胎儿宫内缺氧。

(二)羊水过少对母儿的影响

1.对胎儿影响　羊水过少是胎儿危险的重要信号,围生儿发病率和死亡率会因此而明显增高。与正常妊娠相比,轻度羊水过少可使围生儿死亡率增高 13 倍,重度羊水过少的围生儿死亡率可增高 47 倍,死因主要是胎儿缺氧及胎儿畸形。羊水过少发生在妊娠早期,胎膜可与胎体粘连,造成胎儿畸形,甚至肢体短缺;若发生在妊娠中、晚期,子宫外压力直接作用于胎儿,易引起胎儿肌肉骨骼畸形,如斜颈、曲背、手足畸形或胎儿皮肤干燥呈羊皮纸状等。现已证实,妊娠期胎儿吸入少量羊水有助于胎肺膨胀和发育,羊水过少可致胎儿肺发育不全。

2.对孕妇影响　手术产率和引产率均增加。

(三)羊水过少的治疗

1.终止妊娠　对确诊胎儿畸形或胎儿已成熟但胎盘功能严重不良者,应立即终止妊娠。对胎儿畸形者,常采用依沙吖啶羊膜腔内注射的方法引产,而妊娠足月并发胎盘功能不良或胎儿窘迫,估计短时间内不能结束分娩,在排除胎儿畸形后,应选择剖宫产结束分娩。对胎儿储备力尚好,宫颈成熟者,可在密切监护下破膜后行缩宫素引产。产程中要连续监测胎心变化,观察羊水性状。

2.补充羊水期待治疗

(1)胎肺不成熟,无明显胎儿畸形者:可行羊膜腔输液补充羊水,尽量延长孕周,此法常在中期妊娠羊水过少时采用。经羊膜腔灌注液体解除脐带受压,能使胎心变异减速发生率、羊水胎粪污染率及剖宫产率下降,提高围生儿存活率。具体方法:常规消毒腹部皮肤,在 B 型超声引导下行羊膜腔穿刺,以每分钟 10～15ml 的速度向羊膜腔内输入 37℃ 的 0.9％氯化钠注射液 200～300ml。同时应选用宫缩抑制剂预防流产或早产。若 AFI 达 8cm,并解除了胎心变异减速,则停止输液,否则再输 250ml。若输液后 AFI≥8cm,但胎心减速不能改善也应停止输液,按胎儿窘迫处理。羊膜腔灌注是一种安全、经济、有效的方法,但多次羊膜腔输液有发生绒毛膜羊膜炎等并发症的可能。

(2)母体水化:分为饮水疗法及静脉补液。孕妇大量饮水或经静脉补液是一种简单、安全的治疗方法。但此方法增长速度缓慢,作用机制不明,可能与子宫胎盘灌注量增加有关,是否对所有羊水过少的病例有效尚需要进一步观察。

（四）临床经验及诊治进展

早发羊水过少多由于胎儿因素,首先应通过超声检查排除胎儿畸形,必要时行羊水细胞或胎儿血染色体核型分析。一经确诊胎儿畸形、染色体异常,应及时终止妊娠。

中、晚期羊水过少保守治疗期间需加强监护,缩短产检间隔时间,密切监测胎盘及胎儿情况;

第七节　胎儿窘迫

胎儿窘迫是指胎儿在宫内因急性或慢性缺氧危及其健康和生命的综合症状。胎儿窘迫是当前剖宫产的主要适应证之一,发病率为 $2.7\%\sim38.5\%$ 。急性胎儿窘迫多发生在分娩期;慢性胎儿窘迫常发生在妊娠晚期,慢性胎儿窘迫在临产后往往表现为急性胎儿窘迫。其病因涉及多方面,可归纳如下三大类。

1.母体因素　母体血液含氧量不足是重要原因,轻度缺氧时母体多无明显症状,但对胎儿则会有影响。导致胎儿缺氧的母体因素有:①微小动脉供血不足,如妊娠高血压综合征等。②红细胞携氧量不足,如重度贫血、一氧化碳中毒等。③急性失血,如前置胎盘、胎盘早剥等。④各种原因引起的休克与急性感染发热。⑤子宫胎盘血运受阻,急产或不协调性子宫收缩乏力等,缩宫素使用不当引起过强宫缩;产程延长,特别是第二产程延长;子宫过度膨胀,如羊水过多和多胎妊娠;胎膜早破等。

2.胎盘、脐带因素　脐带和胎盘是母体与胎儿间氧及营养物质的输送传递通道,其功能障碍必然影响胎儿获得所需氧及营养物质。常见有:①脐带血运受阻。②胎盘功能低下,如过期妊娠、胎盘发育障碍(过小或过大)、胎盘形状异常(膜状胎盘、轮廓胎盘等)和胎盘感染、胎盘早剥、严重的前置胎盘。

3.胎儿因素　胎儿心血管系统功能障碍,如严重的先天性心血管疾病和颅内出血等,胎儿畸形,母儿血型不合,胎儿宫内感染等。

一、胎儿窘迫的临床分型及诊断

根据胎儿窘迫发生速度,分为急性及慢性胎儿窘迫两类。

1.急性胎儿窘迫　通常所称的胎儿窘迫均指急性胎儿窘迫。主要发生于分娩期。多因脐带因素(如脐带脱垂、绕颈、打结等)、胎盘早剥、宫缩过强且持续时间过长及产妇处于低血压、休克、中毒等而引起。

(1)胎心率变化:胎心率是了解胎儿是否正常的一个重要标志,胎心率的改变是急性胎儿窘迫最明显的临床征象。正常胎心率为 110～160 次/分钟,规律。胎心率＞160 次/分钟,尤其是＞180 次/分钟,为胎儿缺氧的初期表现。随后胎心率减慢,胎心率＜110 次/分钟,尤其是＜100 次/分钟,基线变异小≤5bpm(每分钟节拍数)为胎儿危险征。胎心监护仪图像出现以下变化,应诊断为胎儿窘迫:①出现频繁的晚期减速,多为胎盘功能不良。②重度可变减速的出现,多为脐带血运受阻表现,若同时伴有晚期减速,表示胎儿缺氧严重,情况紧急。

(2)羊水胎粪污染:胎儿缺氧,肠蠕动亢进,肛门括约肌松弛,使胎粪排入羊水中,羊水呈浅绿色、黄绿色、进而呈混浊棕黄色,即羊水Ⅰ度、Ⅱ度、Ⅲ度污染。破膜后羊水流出,可直接观察羊水的性状。若未破膜可经羊膜镜窥视,透过胎膜了解羊水的性状。若胎先露部分已固定,前羊水囊所反映的可以不同于胎先露部以上的后羊水性状。前羊水囊清而胎心率不正常时,在无菌条件下破膜后稍向上推移胎先露部,其上方的羊水流出即可了解后羊水性状。

羊水中胎粪污染,胎心始终良好者,可继续密切监护胎心,不一定是胎儿窘迫。羊水污染伴有胎心监护异常,应及早结束分娩,即使娩出的新生儿阿普加(Apgar)评分可能≥7 分也应警惕,因新生儿窒息几率很大。

(3)胎动:急性胎儿窘迫初期,最初表现为胎动频繁,继而转弱及次数减少,进而消失。

(4)酸中毒:破膜后,检查胎儿头皮血进行血气分析。诊断胎儿窘迫的指标有血 $pH<7.20$(正常值 $7.25～7.35$),$PO_2<10mmHg$(正常值)$5～30mmHg$),$PCO_2>60mmHg$(正常值 $35～55mmHg$),目前该方法阳性预测值仅为 3%,故较少应用。

2.慢性胎儿窘迫　多发生在妊娠末期,往往延续至临产并加重。其原因多因孕妇全身疾病或妊娠疾病(如重度妊娠高血压综合征,重型胎盘早剥)引起胎盘功能不全或胎儿因素所致。临床上除可发现母体存在引起胎盘供血不足的疾病外,随着胎儿慢性缺氧时间延长可发生胎儿宫内发育迟缓。应做如下检查以助确诊。

(1)胎盘功能检查:测定 24 小时尿 E_3 值并动态连续观察,若急骤减少 $30\%～40\%$,或于妊娠末期多次测定 24 小时尿 E_3 值在 10mg 以下;E/C 比值＜10;妊娠特异性 β_1 糖蛋白(SP1)＜100mg/L;胎盘生乳素＜4mg/L,均提示胎盘功能不良。

(2)胎心监测:连续描记孕妇胎心率 20～40 分钟,正常胎心率基线为 110～160 次/分钟。若胎动时胎心率加速不明显,基线变异频率＜5 次/分钟,持续 20 分钟,提示胎儿窘迫。

（3）B 型超声监测：检测胎儿呼吸运动、胎动、肌张力及羊水量。胎儿生物物理评分：≤4 分提示胎儿窘迫，6 分为胎儿可疑缺氧。

（4）胎动计数：妊娠近足月时，胎动≥6 次/2 小时，<6 次/2 小时或减少 50%者，提示胎儿缺氧可能。胎动减少是胎儿窘迫的一个重要指标，每日监测胎动可预知胎儿的安危，胎动过频往往是胎动消失的前驱症状。胎动消失后胎心在 24 小时内也会消失，应予注意以免延误抢救时机。

（5）羊膜镜检查：见羊水混浊呈浅绿色至棕黄色，有助于胎儿窘迫的诊断。

二、胎儿窘迫的鉴别诊断

胎心率的快慢可能受到母亲心率、体温及用药、疾病等情况影响，并不只意味着胎儿缺氧，如有甲状腺功能亢进，用利托君、阿托品等药物引起胎心率过快，也可能因用拉贝洛尔、地西泮（安定）、麻醉药等药物引起胎心率过慢。

三、胎儿窘迫的治疗

1.急性胎儿窘迫

（1）积极寻找原因并排除：如心力衰竭、呼吸困难、贫血、脐带脱垂等。

（2）及早纠正酸中毒：产妇有呕吐、肠胀气、进食少时，可引起脱水、酸中毒、电解质紊乱，故应静脉补液加 5%碳酸氢钠 250ml。

（3）尽快终止妊娠：若宫内窘迫达严重阶段必须尽快结束分娩，其指征是：①胎心率低于 110 次/分钟或高于 180 次/分钟，伴羊水 Ⅱ～Ⅲ 度污染。②羊水Ⅲ度污染，伴羊水过少。③持续胎心缓慢达 100 次/分钟以下。④胎心监护反复出现晚期减速或出现重度可变减速，胎心率 60 次/分钟以下持续 60 秒钟以上。⑤胎心图基线变异消失伴晚期减速。⑥胎儿头皮血 pH<7.20 者。

（4）宫颈尚未完全扩张：胎儿窘迫情况不严重，可吸氧（10 升/分钟，面罩供氧）20～30 分钟停 5～10 分钟，进入到第二产程时可持续吸氧。通过提高母体血氧含量以改善胎儿血氧供应，同时嘱产妇左侧卧位，观察 10 分钟，若胎心率变为正常，可继续观察。若因使用缩宫素宫缩过强造成胎心率异常减缓者，应立即停止静脉滴注或用抑制宫缩的药物，继续观察是否能转为正常。若无显效，应行剖宫产术。施术前做好新生儿窒息的抢救准备。

（5）宫口开全：胎先露部已达坐骨棘平面以下 3cm 者，吸氧同时应尽快助产，经阴道娩出胎儿。

2.慢性胎儿窘迫　应针对病因，视孕周、胎儿成熟度和窘迫的严重程度决定处理。

（1）能定期做产前检查者，估计胎儿情况尚可，应嘱孕妇取左侧卧位休息，定时吸氧，积极治疗孕妇并发症，争取胎盘供血改善，延长妊娠周数。

（2）若情况难以改善，已接近足月妊娠，估计胎儿娩出后生存机会极大者，应考虑剖宫产。

（3）距离足月妊娠越远，胎儿娩出后生存可能性越小，应将情况向家属说明，尽量保守治疗以期延长孕周数。胎儿胎盘功能不佳者，胎儿发育必然受到影响，所以预后较差。

四、临床经验及诊治进展

2013 年开始对于胎儿窘迫的诊断，胎心率范围从 120～160 次/分钟更改为 110～160 次/分钟，羊水污染不再是胎儿窘迫诊断依据。10%～20% 的分娩中会出现羊水胎粪污染，羊水中的胎粪污染不是胎儿窘迫的征象。出现羊水胎粪污染时，如果胎心监护正常，不需要进行特殊处理；如果胎心监护异常，存在宫内缺氧情况，会引起胎粪吸入综合征，造成不良胎儿结局。

20 世纪 80 年代开始胎儿心电图（FECG）应用于临床，可用于诊断胎儿心律失常、初筛胎儿心脏病，近年来对 FECG 诊断胎儿窘迫方面有不少研究报道。许多研究表明，FECG 是比电子胎心率（NST）监护更敏感的胎儿监护措施，在 NST 出现异常前，FECG 的形态已经发生变化，主张在高危妊娠中应用 FECG 以早期发现胎儿异常。资料研究表明，联合 FECG 及胎心监护曲线可对胎儿窘迫的诊断更准确，改善了围生儿结局，减少了不必要的干预。

第八节　胎膜早破

在临产前胎膜破裂，称为胎膜早破。其发生率各家报道不一，占分娩总数的 2.7%～7%。发生在早产者为足月产的 2.5～3 倍。对妊娠、分娩不利的影响是早产率升高，围生儿死亡率增加，宫内感染率及产褥感染率均升高。

其病因可概括为以下几点：①生殖道病原微生物上行性感染。②羊膜腔压力增高。③胎膜受力不均。④胎膜抗张能力下降。⑤宫颈内口松弛。⑥细胞因子白细胞介素（IL)-6、IL-8、肿瘤坏死因子（TNF)-α 升高，破坏羊膜组织导致胎膜早破。

一、胎膜早破的诊断

孕妇突感有较多液体自阴道流出,继而少量间断性排出。腹压增加如咳嗽、打喷嚏、负重时羊水即流出,肛诊将胎先露部上推见到流液量增多,则可明确诊断。

1.阴道液酸碱度检查　平时阴道液 pH 值为 4.5～5.5,羊水 pH 值为 7.0～7.5,以石蕊试纸或硝嗪试纸测试阴道液,pH 值≥6.5 时视为阳性,胎膜早破的可能性极大。注意血液、宫颈黏液、尿液、精液、滑石粉、污染均可使测试出现假阳性。破膜时间长可使假阴性率增高。

2.阴道液涂片检查　阴道液干燥片检查见羊齿植物叶状结晶为羊水。涂片用 0.5％亚甲蓝染色可见淡蓝色或不着色胎儿皮肤上皮及毳毛;用苏丹Ⅲ染色见橘黄色脂肪小粒,用 0.5％硫酸尼罗蓝染色可见橘黄色胎儿上皮细胞,结果比用试纸测定 pH 值可靠,可确定为羊水。精液与玻片上指纹污染可使检查出现假阳性。

3.羊膜镜检查　可以直视胎先露部,看不到前羊膜囊,即可诊断胎膜早破。

4.胎儿纤维结合蛋白(fFN)测定　fFN 是胎膜分泌的细胞外基质蛋白。当宫颈及阴道分泌物内 fFN 含量＞0.05mg/L 时,胎膜抗张能力下降,易发生胎膜早破。

5.羊膜腔感染检测　①羊水细菌培养。②羊水涂片革兰染色检查细菌。③羊水白细胞 IL-6≥7.9ng/ml,提示羊膜腔感染。④血 C 反应蛋白＞8mg/L,提示羊膜腔感染。⑤降钙素原结果分为 3 级(正常:＜0.5ng/ml,轻度升高:≥0.5～2ng/ml;明显升高:≥10ng/ml),轻度升高表示感染存在。

6.超声检查　羊水量减少可协助诊断。

二、胎膜早破对母儿的影响

1.对母体影响　破膜后,阴道内的病原微生物易上行感染,感染程度与破膜时间有关,若破膜超过 24 小时,感染率增加 5～10 倍。若突然破膜,有时可引起胎盘早剥。羊膜腔感染易发生产后出血。

2.对胎儿影响　胎膜早破时常诱发早产,早产儿易发生呼吸窘迫综合征。并发绒毛膜羊膜炎时,易引起新生儿吸入性肺炎,严重者可发生败血症、颅内感染等而危及新生儿生命。脐带受压、脐带脱垂可致胎儿窘迫。破膜时孕周越小,胎肺发育不良发生率越高。

三、胎膜早破的鉴别诊断

1.尿失禁　慢性起病,病程较长,虽然 pH 试纸也会变色,但阴道液涂片检查见不到羊齿状结晶,羊膜镜检查时可以看到前羊膜囊。

2.阴道炎溢出液　平时有外阴瘙痒等症状,阴道液 pH 试纸往往不变色,羊膜镜检查时可以看到前羊膜囊,阴道液涂片检查见不到羊齿状结晶。

四、胎膜早破的治疗

1.期待疗法　适用于孕 28～35 周不伴感染、羊水池深度≥3cm 的胎膜早破孕妇,具体措施如下。

(1)一般处理:住院、绝对卧床,避免不必要的肛诊与阴道检查,为了解宫颈情况可行阴道窥器检查,保持外阴清洁,注意宫缩与羊水性状、气味,测量体温与血常规。

(2)预防性使用抗生素:破膜 12 小时以上者应预防性使用抗生素,因多数医疗单位对亚临床感染难以及时诊断。

(3)子宫收缩抑制药的应用:常选用硫酸镁、沙丁胺醇、利托君等药物。

(4)促胎肺成熟:妊娠 35 周前,应给予地塞米松 10mg,静脉滴注,每日 1 次,共 2 次。

(5)B 型超声监测残余羊水量:若羊水池深度≤2cm 时应考虑终止妊娠。

(6)早期诊断绒毛膜羊膜炎:行胎心率监护,查血中 C 反应蛋白可早期诊断。

2.终止妊娠

(1)经阴道分娩:妊娠 35 周后,胎肺成熟,宫颈成熟,无禁忌证可引产。

(2)剖宫产:胎头高浮,胎位异常,宫颈不成熟,胎肺成熟,明显羊膜腔感染,伴有胎儿窘迫,抗感染同时行剖宫产术终止妊娠,做好新生儿复苏准备。

五、临床经验及诊治进展

据报道,门诊孕妇感染沙眼衣原体为 2.9%,临床中应积极预防和治疗下生殖道感染,重视孕期卫生指导;妊娠后期禁止性交;避免负重及腹部撞击;宫颈内口松弛者,应卧床休息,并于妊娠 14 周左右施行环扎术,环扎部位应尽量靠近宫颈内口水平。对破膜后是否预防性给予抗生素有一定争议,应选择对胎儿无害的抗生素。

绒毛膜羊膜炎是胎膜早破的一个重要并发症,它对母体和胎儿均有很大的危害,特别是在并发早产时危害更大,其诊断依据:母体心动过速≥100 次/分钟、胎儿心动过速≥160 次/分钟、母体发热≥38℃、子宫激惹、羊水恶臭、母体白细胞计数≥15×10⁹/L、中性粒细胞≥90％。出现上述任何一项表现应考虑有绒毛膜羊膜炎。胎膜早破保守治疗期间需严密监测孕妇血常规、C 反应蛋白,查体时需查看有无子宫压痛,有无羊水异味,早期诊断绒毛膜羊膜炎。

第七章　难产

第一节　产力异常

产力包括子宫肌、腹肌、膈肌及肛提肌的收缩力,以子宫肌收缩力为主。产力异常指子宫肌收缩力异常。

一、子宫收缩乏力

子宫收缩乏力指子宫收缩虽有正常的节律性、对称性和极性,但间歇期长、持续时间短、收缩力弱,既不能促使子宫颈口逐渐扩张,也不能迫使胎儿逐渐下降,临产后即表现为子宫收缩乏力,称原发性宫缩乏力,导致潜伏期延长;如发生在产程某一阶段时,则为继发性宫缩乏力,常导致活跃期延长或停滞。

原因:头盆不称;胎位异常;精神因素;内分泌失调;子宫肌纤维过度伸展(羊水过多、多胎、巨大胎儿等)或变性(多次妊娠与分娩,曾有子宫急、慢性感染等);子宫发育不良或畸形;子宫肌瘤;临产后使用较大剂量镇静、镇痛药等引起。

【诊断标准】

1.临床表现

(1)子宫收缩协调,但间隔时间长、持续时间短、收缩力弱待产妇有不同程度不适和疲劳。

(2)潜伏期延长:潜伏期>16小时。

(3)活跃期延长:活跃期>8小时。

(4)活跃期停滞:活跃期2小时内子宫颈口扩张无进展。

(5)胎头下降延缓或停滞:初产妇活跃晚期,胎头下降速度<1cm/h;经产妇<2cm/h。胎头不下降达1小时以上,为下降停滞。

(6)第二产程延长:宫口开全后,初产妇超过2小时,经产妇超过1小时尚未分娩。

(7)总产程>24小时为滞产。

2.检查

(1)腹部检查:子宫收缩时,子宫硬度用手指压子宫底部肌壁仍有凹陷出现。

(2)肛门或阴道检查:子宫口开张速度:潜伏期<1cm/4h,活跃期<1.2cm/h。

【治疗原则】

1.第一产程

(1)运用四步触诊法复查胎产式及胎方位,重新估计胎儿大小。

(2)阴道检查:了解子宫颈口扩张程度,有无宫颈水肿、胎方位、胎先露高低及产瘤有无和大小;了解骨盆大小、形态,除外头盆不称。如发现产道及(或)胎位异常,估计不能经阴道分娩者,及时施行剖宫产术。

(3)估计可经阴道分娩而胎儿监测无窘迫征象,采取下列措施。

1)鼓励进食:摄入不足者,可予补液,纠正酸中毒、电解质紊乱。

2)产妇极度疲劳时,可给予哌替啶50～100mg(潜伏期)或地西泮(活跃期)10mg静脉或肌内注射,以期起到镇静及促进子宫颈口扩张作用。

3)经以上处理2～4小时后,如子宫收缩不见转强,或宫口无进展时,阴道内检查除外头盆不称后应加强子宫收缩,按下列步骤进行。①嘱排空膀胱排尿困难而膀胱胀满者,导尿。②破膜注意羊水流出量、颜色及性状。③静脉滴注催产素破膜后0.5～1小时,如宫缩不见转强,静脉滴注催产素加强宫缩。

2.第二产程

(1)胎头颅骨最低点未过坐骨棘,宫口开全已达或超过2小时或出现胎儿窘迫征象,应立即施行剖宫产术。

(2)第二产程延长,胎先露已达S^{+3},可行产钳或胎头负压吸引器助产。

(3)慎防产后子宫收缩乏力性出血及产褥感染。

二、子宫收缩过强

子宫收缩过强是指子宫收缩的节律性、对称性和极性均正常,仅收缩力过强、收缩持续时间长而间歇期时间短。若头盆相称,过强宫缩可致子宫颈口迅速开全,分娩在短时间内结束,总产程不足3小时称急产,可致母体会阴、阴道甚至子宫颈裂伤;脱落产(BBA),因未消毒引起感染和会阴裂伤。过强宫缩使胎盘血循环受阻,易发生胎儿窘迫、新生儿窒息或死亡;胎儿娩出过快,不能适应外界压力的骤变,可发生颅内血管破裂出血;生产时,新生儿坠地,可发生骨折、外伤等。如头盆明显不称,过强宫缩可造成子宫破裂,危及母、儿安全。

【诊断标准】

(1)宫缩持续时间可长达 1 分钟,而间歇期可短至 1～2 分钟。宫缩极期时,子宫硬。

(2)产程进展迅速,子宫颈口扩张及胎头下降均快。

(3)头盆不称时,在子宫颈口扩张同时胎头迟迟不下降。

【治疗原则】

(1)凡有急产史的孕妇,尤其胎先露位置较低者,应在临产前提前住院待产。

(2)产程中吸氧及监测胎儿心率。

(3)宫缩过强时酌情给予阿托品 0.5～1mg,肌内注射,或 25％硫酸镁 10ml 溶于 5％葡萄糖溶液 20ml 中缓慢静脉滴注。

三、子宫收缩不协调

子宫收缩丧失对称性及极性,为无效宫缩。由于宫腔内张力高,易至胎儿缺氧。多由精神过度紧张或头盆不称或胎膜早破羊水过少引起。

【诊断标准】

(1)产妇感持续腹痛,拒按,呼叫,烦躁不安,疲惫不堪。

(2)子宫收缩纤颤样,宫缩间歇时子宫壁仍不放松或有压痛。

(3)胎心过速或不规律,有时胎位扪不清。

(4)子宫颈口不扩张,胎先露不下降。

【治疗原则】

(1)哌替啶 100mg,肌内注射,使产妇入睡,醒后可能恢复协调性收缩,产程得以顺利进展。

(2)如不协调性子宫收缩已被控制,头盆相称,但宫缩不强,可采用催产素静脉滴注催产。

(3)若不协调性子宫收缩未能纠正,伴有胎儿窘迫或头盆不称,应行剖宫产术。

四、子宫痉挛性狭窄环

子宫壁某段肌肉呈痉挛性不协调收缩所形成的环状狭窄,可出现于子宫任何部位,但子宫体部与下段交界处最为多见,也可围绕胎体小部位,如颈、腰处,或在子宫颈外口处。宫缩时,狭窄环上部的肌肉收缩传不到环的下部,产程停滞;环紧卡胎体,阻碍胎儿下降。多因精神过度紧张,粗暴的阴道操作使子宫局部受到强刺激,或滥用宫缩剂等引起。

【诊断标准】

(1)宫缩时,胎先露部不但不下降,反而上升;子宫颈口不但不扩张,反而缩小。

(2)腹部在子宫上、下段处有狭窄环使子宫呈葫芦形,此环不随宫缩上移。

(3)阴道检查有时可在子宫腔内触及坚硬而无弹性的环状狭窄,环的上、下部分均不紧张。

【治疗原则】

(1)立即停止阴道操作或停用宫缩剂。

(2)给予镇静解痉剂,哌替啶 100mg,肌内注射或阿托品 1mg 或 25％硫酸镁 20ml 稀释后,在 5～10 分钟内缓慢静脉推注。

(3)若经上述处理,狭窄环仍不松弛,且出现胎儿窘迫,应行剖宫术,子宫切口视术中狭窄环的位置而定。

(4)如宫口已开全,胎先露已入盆,可在麻醉下,试行阴道助产结束分娩。

第二节　骨产道异常

骨产道即骨盆。畸形骨盆经线较正常短,称狭窄骨盆。

【诊断标准】

1.病史　曾患影响骨骼、脊柱或髋关节的疾病,如脊柱后突或侧突、佝偻病、结核病、脊髓灰质炎等;曾有下肢外伤而致跛足等。既往异常分娩史,如产程延长、分娩困难及新生儿产伤等。

2.检查

(1)全身检查:注意孕妇身材、体型及步态,有无悬垂腹、驼背,米氏菱形窝是否对称等。

(2)腹部检查:注意有无胎先露及胎位异常。初产近预产期、经产妇临产后胎头仍未入盆,检查胎头是否有无跨耻征阳性。

(3)骨盆测量:

1)外测量:可间接判断骨盆大小及形态。①髂前上棘间径,正常值 23～26cm,临界值为 22cm;②髂嵴间径,正常值 25～28cm,临界值为 24cm;③骶耻外径,正常值 18～20cm;④骨盆出口横径,正常值 8～9cm,加测出口后矢状径<8cm,两径之和应>15cm。

2)内测量:骨盆外测量疑有狭窄,应补充内测量,以明确狭窄程度。①骨盆入口平面前后径,以骶耻外径表示,此径短则测骶耻内径。耻骨联合下缘至骶岬上缘中点的距离,即对角径,如<11.5cm 为狭窄,减去 1.5~2cm 相当于骨盆入口前后径的长度。②中骨盆横径即坐骨棘间径,正常值 10cm 即容 6 指松;坐骨切迹底部宽度,可容 3 指正常值 4.5cm。坐骨棘间径不能精确测得,从坐骨棘突出程度及坐骨切迹宽窄,约略估计。

3.狭窄骨盆类型

(1)均小骨盆:骨盆形态属女性型,骨盆各平面径线皆较正常低值小 2cm 或更多。

(2)扁平骨盆:入口呈横扁圆形,骶耻外径<18cm,骶耻内径<11.5cm。

(3)男性型骨盆:入口平面各径线尚正常,但骨盆两侧壁自上向下逐渐向内倾斜呈漏斗状,故又称漏斗型骨盆。坐骨棘间径<10cm;坐骨结节间径<8cm,坐骨结节间径与后矢状之和<15cm;耻骨弓角<90°。

(4)横径狭窄骨盆:曾称类猿型骨盆,入口、中骨盆和出口的横径均短而前后径稍长,坐骨切迹增宽。

此外,尚有因骨科疾患致骨盆外形失去正常形态及对称性的畸形骨盆。

【治疗原则】

1.骨盆入口平面狭窄

(1)骶耻外径≤16cm(入口前后径小于等于 8.5cm),正常大小的足月活胎常不能入盆,以剖宫产为宜。

(2)骶耻外径 17~18cm(入口前后径 8.5~9.5cm),足月活胎,胎儿中等大小不宜试产,若胎儿偏小可以试产。进入产程后观察胎头下降。若发生胎膜早破或胎头始终不见下降,或产程无明显进展,或胎儿窘迫,均应考虑行剖宫产术。

(3)骨盆临界性狭窄,初产臀位,不宜试产,应行剖宫产术。

2.中骨盆狭窄

(1)如宫口已开全,胎头双顶径已降至坐骨棘水平以下,可经阴道行产钳或负压吸引器助产。

(2)如胎头双顶径停留在坐骨棘水平之上,或出现胎儿窘迫,应行剖宫产术。

3.骨盆出口狭窄

(1)出口横径显著狭窄,或出口横径与出口后矢状径之和<15cm,足月胎儿(3000g 左右)应行剖宫产术。

(2)出口横径与出口后矢状径之和>15cm,可经阴道分娩,应做较大的会阴侧切以防发生严重会阴裂伤。

4.畸形骨盆　凡畸形严重,头盆明显不称者,均应行剖宫产。

第三节　软产道异常

一、子宫宫颈异常

1.双子宫　双宫颈:一侧子宫妊娠而另侧子宫可稍增长,如胎位正常并已入盆,则根据骨盆大小有自然分娩可能。若另侧子宫阻塞产道则需剖宫产,产后未孕侧子宫可排出大块蜕膜组织。

2.双角子宫　子宫形态呈元宝状鞍形子宫,有时宫底部凹陷较深,易致胎位异常。

3.子宫下段或宫颈部肿瘤　经 B 超确定部位,凡影响儿头入盆者均需行剖宫产术。

4.宫颈坚韧　高年初产、既往有慢性宫颈炎,既往宫颈手术史(锥切、电烙、激光、冷冻等)产程中宫缩强、先露下降但宫颈组织缺乏弹性扩张延缓或宫颈扩张停滞,经处理后不改善,为宫颈难产宜行剖宫产术。

二、外阴阴道异常

1.阴道纵膈　组织薄或不全纵膈可阴道分娩,产时切断并缝合止血。如坚韧则以剖宫产为宜。

2.阴道横膈　位置低、薄、可在产程中行"X"切开,产后缝扎。位置高、厚、坚韧,应计划性行剖宫产术。

3.外阴白色病变　严重者弹性消失,组织萎缩,宜行剖宫产术。

4.其他　陈旧性会阴Ⅲ度修补术后、生殖性瘘修补术后,应行剖宫产。

第四节　胎位异常

一、臀位

因先露不同,分为单臀先露(腿直臀先露),完全臀先露(先露为臀和双足)及不完全臀先露[足及(或)膝先露]。均以胎儿骶骨为指示点,有骶左前、骶左横、骶左后、骶右前、骶右横、骶右后 6 种胎方位。

【诊断标准】

1.腹部检查　胎体纵轴与母体纵轴一致,于子宫底部触及圆而硬的胎头;在耻骨联合上方叩及较软、宽而不规则的胎臀;胎心音以脐部左上方或右上方最为清楚。

2.肛门检查或阴道检查　胎先露较低时,可触及较软、形状不规则的胎臀、足或膝,如宫颈已扩张 2cm 以上、胎膜已破,可叩及胎臀、肛门。

3.辅助检查　B超检查可提示臀先露类型。并可测量胎儿双顶径等各径线以推算胎儿体重,了解胎头仰伸程度。

【治疗原则】

1.妊娠期　妊娠 32 周后发现臀位,无合并症、无不良孕产史、无脐带绕颈者可试予矫正。

(1)膝胸卧位:每日 2 次,每次 15 分钟。1 周为一疗程,如有不适或胎动改变立即停止。

(2)艾灸或激光照射至阴穴:每日 1 次,每次 15 分钟,共 1 周。

2.分娩期　胎儿无畸形,初产、足月单胎臀位,足先露、胎儿估计≥3500g,胎头仰伸,骨盆任一平面狭窄,高年初产,珍贵胎儿,以选择性剖宫产结束妊娠为妥。产道正常,经产臀位、胎儿较小,单臀先露,应争取阴道分娩。决定试产者,处理如下。

(1)第一产程:

①产妇取左侧卧位,不灌肠,不作肛查,尽可能保持胎膜完整。

②胎膜自破时,立即听胎心,并检查有无脐带脱出。持续胎心监护或每 10～15 分钟听胎心 1 次。堵臀过程中每次宫缩后听胎心。

③严密观察产程,进入活跃期后,子宫颈扩张进度在初产妇至少应为 1cm/h,经产妇应达 1.5cm/h;胎先露下降进度应与子宫颈扩张平行。

④如宫缩时在阴道口见到胎臀或胎足,应消毒外阴部做阴道检查以明确子宫颈扩张情况。即使子宫颈口已开全,为使阴道得以充分扩张、胎臀得以继续下降,应于宫缩时,用消毒治疗巾以手掌堵住阴道口,直至冲力甚大,估计胎臀即将娩出时,才准备接产。注意胎心变化,排空膀胱,并作好新生儿窒息的抢救准备。

⑤如活跃期子宫颈扩张停滞、宫颈口开全而胎臀仍在坐骨棘水平以上,一般不用催产素静脉滴注,改行剖宫产术结束分娩。

⑥产程中发生脐带脱垂,如宫颈开全有条件阴道分娩即作臀牵引术,若宫口未开全立即取臀高位将脐带轻轻还纳并手托在阴道内以最快速度在原地行剖宫产术。

（2）第二产程：

①经产妇,胎儿不大,产力良好,等待自然分娩。

②初产妇行会阴侧切术。避免在胎儿脐孔达会阴之前牵引。待胎儿脐部娩出会阴,接产者用双手按分娩机转协助胎肩、胎手及胎头娩出。娩出胎头时,不可猛力牵拉,慎防造成颅内出血或臂丛神经损伤;亦可用后出头产钳助娩。胎儿脐部娩出后,一般须在 7 分钟内娩出胎头。

二、横位

根据胎头在母体左或右侧、胎儿肩胛朝向前方或后方,分为肩左前、肩左后、肩右前、肩右后 4 种胎方位。

【诊断标准】

1.腹部检查　子宫呈横椭圆形,子宫底高度较妊娠月份为低,耻骨联合上方空虚。在母体腹部一侧触及胎头,另侧为胎臀。胎心音在脐周最清楚。

2.肛门或阴道检查　胎膜未破时,先露部在骨盆入口上方,不能触及。若胎膜已破、子宫颈已扩张,可触及胎儿肩胛骨、肋骨及腋窝。如胎手已脱出子宫颈口,可用握手法鉴别为胎儿左手或右手。

3.辅助检查　B超检查能准确探清肩先露,并能确定具体胎位。

【治疗原则】

1.妊娠期　妊娠 30 周后发现横位,有明确的原因不必纠正,否则可试用膝胸卧式、艾灸或激光照射至阴穴位等方法纠正。

2.分娩期

（1）有骨盆狭窄、难产史、前置胎盘等产科指征者,行剖宫产术结束分娩。

（2）经产妇临产早期,腹壁松弛,胎膜未破,行外倒转术后,用腹带固定胎位。倒转术失败或胎膜已破者,行剖宫产手术。

（3）子宫先兆破裂,无论胎儿是否存活,立即行剖宫产术。子宫感染严重者,同时行子宫切除术。

（4）胎儿已死亡,无子宫先兆破裂者,待宫口开全或接近开全时,在全身麻醉下行断头术或碎胎术。

（5）凡经阴道分娩者,胎盘娩出后应常规探查子宫颈、子宫下段及子宫体腔有无裂伤,及时处理。术前、术后应用抗生素防治感染。

三、持续性枕后位

分娩过程中,胎头枕部位于母体骨盆后方,经充分试产,当分娩以任何方式结束时不论胎头在骨盆哪个平面胎头枕部仍位于骨盆后方者称持续性枕后位。

【诊断标准】

1.腹部检查   头位,在母体腹前壁叩及胎儿肢体,胎背偏向侧方。胎心音在脐下偏外侧较响亮。如胎头俯屈不良,胎背直伸,前胸贴近母体腹壁,则胎心音可在腹中线处闻及。

2.肛门检查或阴道检查   胎头矢状缝在骨盆右或左斜径上,大囟门在骨盆前方,小囟门在骨盆后方。若因胎头水肿、颅骨重叠,囟门叩不清,可从胎儿耳廓及耳屏位置、方向确定胎头方位。

3.辅助检查   B超检查时,根据胎头双顶径、颜面及枕部位置,可准确判断胎头方位。

【治疗原则】

(1)体位纠正,向胎背方向侧卧,即左枕后向左侧,右枕后向右侧以利胎头枕部转向前方。

(2)活跃晚期,若胎头下降延缓(进度<1cm/h)或阻滞(停滞不下1小时以上);或宫颈严重水肿;或出现胎儿窘迫现象,经处理后不进展应行剖宫产术。

(3)宫口开全,胎头下降,先露达≥S^{+3}时,准备产钳助娩。注意胎头塑形严重造成先露低的假象,先试用手旋转胎头枕部向前,使矢状缝与骨盆出口前后一致,如转成枕前位困难,可转成枕后位,然后产钳助产。

(4)胎盘排出后,立即检查软产道损伤。

四、持续性枕横位

临产后,胎头矢状缝取骨盆入口横或斜径入盆,在下降过程中未能完成内旋转者,经充分试产,分娩结束时仍持续于枕横位者称持续性枕横位。

【诊断标准】

1.腹部检查   胎背在母腹一侧,对侧为小肢体。胎头横阔。胎心音在胎背侧最清楚。

2.肛门或阴道检查   胎头矢状缝位于骨盆横径上。

【治疗原则】

(1)密切观察胎头下降情况。

(2)胎头已入盆而出现第二产程停滞时,做阴道检查,徒手旋转胎头使其矢状缝与骨盆出口前后径一致,继续等待。若不成功,第二产程延长,胎头矢状缝仍位于骨盆出口横位上而先露已达 S^{+3},可用吸引器边旋转边牵引。也可用手转儿头为枕前位产钳助产。如手转儿头困难,亦可用 K 氏产钳回转助产。

五、高直位

胎儿以不屈不伸姿势位于骨盆入口之上,其矢状缝与骨盆入口前后径相一致,偏离不超过 15°,称高直位。胎头枕骨贴近耻骨联合者,为高直前位;枕骨靠近骶岬者,为高直后位。

【诊断标准】

1.腹部检查　高直前位时,胎背靠近母体腹前壁,耻骨联合后方正中稍显隆起,触摸胎头有较正常狭小感。高直后位时,胎儿小肢体靠近母体腹前壁,在下腹正中可触及胎儿下颏。无论高直前位还是高直后位,胎儿躯干较直,胎心音位置较高,在母体腹中线上。

2.阴道检查　胎头矢状缝与骨盆前入口后径一致。根据大小囟门位置,判断为高直后位(枕骶位)或高直前位(枕耻位)。

3.辅助检查　B超可探明胎头矢状缝位于骨盆入口前后径上,而双顶径位于骨盆入口横径上。

【治疗原则】

1.高直后位　多需行剖宫产术结束分娩。

2.高直前位　如胎儿较小、宫缩较强,可严密观察胎头是否俯屈、下降。如胎头双顶径达到或超过坐骨棘水平,有可能产钳助产。若胎头进一步仰伸成为颜面先露或额先露,产程无进展,应行剖宫产术。

六、额面位

颜面先露,颜部最低,以下颏为指示点,其有颏左前、颏左横、颏左后、颏右前、颏右横、颏右后 6 种方位。

【诊断标准】

1.腹部检查　胎体伸直,故子宫底较高,在子宫底部叩及胎臀,颏前位时胎儿肢体靠近母体腹壁,故易于触及,而胎心音由胸部传出,故在胎儿肢体侧最响亮。额后位时,耻骨联合上方触及胎儿枕骨隆突与胎背间有明显凹沟,胎心音多较远且轻。

2.阴道检查　触及软硬不均、不规则的颜面部,能辨明胎儿的口、鼻、颧、眼、颏各部。按颏部位置确定颏前或颏后位。

3.辅助检查　B超可较早确定胎位及除外胎儿畸形。

【治疗原则】

(1)凡骨盆狭窄、高龄产妇、胎儿窘迫,无论颏前或颏后位,尽早行剖宫产术结束分娩。

(2)经产妇,产道与产力正常,颏前位者,可考虑等待其自然分娩,必要时子宫颈口开全且颏部抵达骨盆底后,以产钳助产。颏后位者,不能经阴道分娩,必须行剖宫产术。

第五节　胎儿因素

一、巨大胎儿

胎儿出生体重≥4000g,称为巨大胎儿。由于胎儿较大及胎头不易变形,即使胎位、产道及产力均正常,也常造成难产。

【诊断标准】

1.腹部检查　子宫底高度,腹围的增长超过正常范围;妊娠图显示在第90百分位数以上;无羊水过多征象;触诊胎体大、胎头也大。

2.辅助检查　B超检查胎儿双顶径、股骨长、腹围等值均超过正常范围。宫高＋腹围≥140cm,双顶径＋股骨长＞17cm常提示巨大儿可能性大。

【治疗原则】

(1)孕期筛查有无糖尿病,如合并GDM,予以积极治疗。

(2)妊娠晚期估计有无头盆不称,估计胎儿体重＞4500g者,为防止发生肩难产,应选择剖宫产。

(3)如估计胎儿体重4000g左右,无明显头盆不称,可予试产,但试产时间不宜过久,临产后密切观察胎头下降和枕位情况,必要时行剖宫产术。

(4)试产成功,胎头娩出后,尚需警惕肩难产,应作好处理准备。

二、脑积水

【诊断标准】

1.腹部检查　在子宫底部或耻骨联合上方叩及宽大、较软、似有弹性的胎头。

2.阴道检查　如为头先露而宫颈口已扩张,可叩及胎头颅缝增宽,囟门大且紧张,颅骨骨质软而薄,触之有乒乓球样感觉。

3.辅助检查

(1)B超:胎头双顶径增宽,脑室扩大,脑室宽度>1/3大脑半球直径,脑积水可疑;>1/2大脑半球直径,可以诊断。

(2)X线:腹部摄片可见胎儿颅骨轮廓增大、骨质薄,颅缝增宽,囟门宽大,颜面部分相对变小等影像。

【治疗原则】

一旦确诊,应及早引产。临产后可行穿颅术,避免母体损害。臀先露者,待胎体娩出后,穿刺胎头后液。使胎头体积缩小后再牵出。

三、无脑儿

【诊断标准】

1.腹部检查　感觉胎头较小。

2.阴道检查　叩及凹凸不平的颅底部,应与臀位或颜面位鉴别。

3.辅助检查

(1)B超:胎儿颅骨不显像。

(2)X线:腹部平片显示无头盖骨的胎头。

(3)生化测定:羊水或母血中甲胎蛋白值升高。

【治疗原则】

一旦确诊,应及早引产,等待胎儿自然娩出。如发生胎肩娩出困难,可等待或行毁胎术。

第八章　产科急症

第一节　羊水栓塞

羊水栓塞分娩过程中由于羊水及其内有形物质进入母体血液循环引起的肺栓塞、休克、弥散性血管内凝血、肾衰竭等一系列病理改变,是产科的一种少见而危险的并发症。为产科严重并发症,是孕产妇死亡的重要原因之一,是羊水进入母体循环后引起的一系列过敏反应,病因多为子宫收缩过强或呈强直性,宫内压力高,在胎膜破裂后,羊水由裂伤的子宫颈内膜进入母血循环所致。剖宫产或羊膜腔穿刺时,羊水可从手术切口或穿刺处进入母血循环。

【诊断与鉴别诊断】

(一)临床依据

临床表现:突发寒战、烦躁不安、咳嗽、气急、发绀、呕吐等症。如羊水侵入量极少,则症状较轻,有时可自行恢复。如羊水浑浊或入量较多时相继出现典型的临床表现。

1.呼吸循环衰竭　根据病情分为暴发型和缓慢型两种。暴发型为前驱症状之后,很快出现呼吸困难、发绀。急性肺水肿时咳嗽、吐粉红色泡沫痰、心率快、血压下降甚至消失。少数病例仅尖叫一声后,心跳呼吸骤停而死亡。缓慢型的呼吸循环系统症状较轻,甚至无明显症状,待至产后出现流血不止、血液不凝时才被发现。

2.全身出血倾向　部分羊水栓塞病人经抢救渡过了呼吸循环衰竭时期,继而出现 DIC。呈现以大量阴道流血为主的全身出血倾向,如黏膜、皮肤、针眼出血及血尿等,且血液不凝。

3.多系统脏器损伤　本病全身脏器均受损害,除心脏外肾是最常受损害的器官。由于肾缺氧,出现尿少、尿闭、血尿、氮质血症,可因肾衰竭而死亡;脑缺氧时病人可发生烦躁、抽搐、昏迷。

(二)检查项目及意义

1.X线摄片:典型者可见双侧弥漫性点片状浸润阴影,沿肺门周围分布伴右心扩大及轻度肺不张。

2.肺动脉或下腔静脉中取血而找到羊水成分可确诊。

3.DIC 实验室检查的依据：①血小板 $<100\times10^9$/L 或进行性下降；②纤维蛋白原 <1.5g/L；③凝血酶原时间 >15s 或超过对照组 3s 以上；④鱼精蛋白副凝（三 P）试验阳性；⑤试管法凝血时间 >30min（正常 $8\sim12$min）；⑥血涂片可见破碎的红细胞。以上检查中有 3 项阳性方能诊断 DIC。

4.骤死病例唯有经过尸体解剖检查（尸检）方可确诊。肺组织切片检查可在微动脉及毛细血管内发现羊水内容物。如不能进行尸检，死后立即抽取右心血液，如能找到羊水内容物或用苏丹Ⅲ染色见红色脂肪球也可确诊。

（三）诊断思路和原则

1.重视病史：高龄产妇、经产妇、子宫收缩过强、急产、胎膜早破、前置胎盘、子宫破裂、剖宫产等是羊水栓塞的诱发因素。

2.根据典型的临床表现，迅速做出初步诊断并立即组织抢救。在抢救的同时进行必要的辅助检查，但决不能等待检查结果再进行处理以错过抢救时机。

3.值得注意的是，部分羊水栓塞病例缺少呼吸循环系统症状，起病即以产后不易控制的阴道流血为主要表现，切不要单纯误认为子宫收缩乏力引起产后出血。

【治疗方案及选择】

羊水栓塞治疗关键在于早诊断、早处理。主要原则：改善低氧血症，抗过敏，抗休克；防止 DIC 和肾衰竭；预防感染。

1.抗过敏及早使用大剂量糖皮质激素　给予地塞米松 $20\sim40$mg 或甲基泼尼松龙 $40\sim80$mg。

2.纠正缺氧　高流量面罩给氧，必要时气管插管加压给氧。

3.解除肺动脉高压　罂粟碱 $30\sim90$mg 加入 50%葡萄糖 20ml 缓慢静脉注射，每日用量最大不超过 300mg；阿托品 1mg，每 $15\sim30$ 分钟静脉注入 1 次，至症状好转终止，主要适用于心率慢者；氨茶碱 250mg 加入 25%葡萄糖液 10ml 缓慢静脉注射，可重复应用。

4.抗休克

（1）补充血容量：可选用低分子右旋糖酐 $500\sim1000$ml，静脉滴注，伴失血者应补充新鲜血及平衡液溶液扩容，有条件者行静脉插管，既可了解中心静脉压指导补液量，又可采集血标本，检测凝血功能及查找羊水有形成分。

（2）升压药：休克症状急剧而严重者，如血容量已补足而血压仍不稳定者应使用升压药，多巴胺 $10\sim20$mg 加于 $5\%\sim10\%$葡萄糖液 250ml 中静脉滴注，开始滴速为 20 滴/分钟(每分钟滴入 $75\sim100\mu g$),如血压仍不能维持.可加适量间羟胺静脉滴注,间羟胺 $20\sim80mg$ 加于 $5\%\sim10\%$ 葡萄糖液 $250\sim500ml$ 中静脉滴注,滴速为 $20\sim30$ 滴/分钟。

(3)纠正酸中毒:查血气分析及电解质,首次静脉滴注 5% 碳酸氢钠 $200\sim300ml$,最好能根据血气检查结果补碱。

5.预防 DIC

(1)尽早使用肝素抑制血管内凝血:出现症状 10min 内用最好。肝素 $25\sim50mg$ 加入 100ml 0.9% 生理盐水中,静脉滴注 1h。然后,$25\sim50mg$ 5% 葡萄糖液 200ml 缓慢滴注,肝素一次用量 $0.5\sim1mg/kg$,24h 总量 $<100mg$。

(2)胎儿娩出后应警惕产后出血,尽可能用新鲜血、血小板、冻干血浆、补充纤维蛋白原等,以补充凝血因子,预防产后出血。如出血量较多,在输血的同时给止血药,如氨基己酸 $4\sim6g$ 加于 5% 葡萄糖液 100ml 中,$15\sim30min$ 滴完,维持量每小时 1g。

6.**防治心功能衰竭** 注意控制输液量,必要时,毛花苷 C $0.2\sim0.4mg$ 加 10% 葡萄糖注射液 20ml 静脉注射(时间不少于 15min),必要时 $4\sim6h$ 可重复 1 次。

7.**防治肾衰竭** 在血容量补足及血压回升后,如每小时尿量仍 $<17ml$,则可选用以下方法:①呋塞米 $20\sim40mg$ 静脉注射;②$20\%$ 甘露醇 250ml 30min 内静脉滴注;如仍无改善,常属高危性肾衰竭,应尽早开始血液透析。

8.**预防感染** 静脉给予对肾毒性小的广谱抗生素。

9.**产科处理** 羊水栓塞发生在胎儿娩出前,应积极维护孕妇呼吸、循环功能,防治 DIC 及抢救休克,迅速终止妊娠。宫口开而未开全者行剖宫产终止妊娠。宫口开全者行产钳或胎头吸引助产。产后严密观察子宫出血情况。对凝血功能不良致大出血者,在纠正凝血功能的同时,必要时行次全子宫切除术。

【病情与疗效评价】

监测生命体征,必要时置放中心静脉压导管,可取腔静脉血查找羊水有形成分,获取直接证据。动态复查血常规、凝血功能、3P 试验,评估失血程度,了解凝血功能;监测血气分析、肝肾功能、电解质,对症处理。

第二节 子宫破裂

子宫体部或子宫下段于分娩期或妊娠期发生的破裂。为产科严重并发症,威胁母儿生命,主要死于出血、感染休克。绝大多数发生于妊娠 28 周之后,分娩期最多见。加强产前检查、提高产科质量可使发生率明显下降,是衡量产科质量的标准之一,目前发生率控制在 1‰ 以下。可分为先兆子宫破裂和子宫破裂两个阶段。根据发生原因分为自发性破裂和损伤性破裂;根据发生部位分为子宫体部破裂和子宫下段破裂。根据破裂程度分为完全性和不完全性破裂。

【诊断与鉴别诊断】

(一)临床依据

1.**先兆子宫破裂**　临产后,胎先露下降受阻时,强有力的宫缩使子宫下段逐渐变薄,而子宫上段更加增厚变短,在子宫体部与子宫下段之间形成明显的环状凹陷,此凹陷可逐渐上升至脐平甚至脐上,即病理性缩复环。先兆子宫破裂时,孕妇子宫下段膨隆,压痛明显,可见病理性缩复环,孕妇烦躁不安,呼吸、心率增快,膀胱受压充血,出现排尿困难、血尿。由于宫缩过频过强,胎儿血供受阻,胎心率改变或听不清。继续发展,子宫将很快在病理缩复环处及其下方发生破裂。

2.**子宫破裂**　根据破裂程度,可分为完全性子宫破裂与不完全性子宫破裂两种。

(1)完全性子宫破裂:宫壁全层破裂,使宫腔与腹腔相通。常发生于瞬间,孕妇突感腹部撕裂样剧痛,随之宫缩消失,疼痛暂时缓解,但随着血液、羊水及胎儿进入腹腔,很快又感到全腹疼痛,并出现脉搏细快、呼吸急促、面色苍白、血压下降等休克征象。在腹壁下可清楚叩及胎体,子宫缩小位于胎儿侧方,检查时有全腹压痛及反跳痛。胎心消失,阴道可能有鲜血流出,量可多可少。拨露或下降中的胎先露部消失(胎儿进入腹腔内),曾扩张的宫口可回缩,若破口位置较低,阴道检查可叩及破口。子宫体部瘢痕破裂时,孕妇不一定出现典型的撕裂样剧痛。

(2)不完全性子宫破裂:子宫肌层全部或部分断裂,浆膜层尚未穿破,宫腔与腹腔未相通,胎儿及其附属物仍在宫腔内。多见于子宫下段剖宫产瘢痕部位。不完全破裂时,腹痛等症状及体征不明显,仅在子宫不全破裂处有压痛。若破裂发生在子宫侧壁阔韧带两叶之间,可形成阔韧带内血肿,此时在宫体一侧可触及逐渐增大且有压痛的包块。胎心音多不规则。如破裂累计子宫动脉,可致急性大出血。

(二)检查项目及意义

1.**血常规**　观察血红蛋白下降情况判断病情及出血情况。

2.**凝血功能检查及 3P 试验**　了解凝血功能,为麻醉方式选择及评估病情提供参考。

3.**血型、血交叉**　做好输血准备,补充红细胞及凝血物质。

4.**B 超**　可显示胎儿与子宫破裂的关系,确定破裂的部位。尤其前次妊娠为剖宫产终止妊娠时,孕晚期定期检测子宫下段肌层厚度与连续性可及时发现不完全性子宫破裂,预防自发性破裂发生。

(三)诊断思路和原则

1.重视病史:有无子宫破裂的诱因和高危因素存在,包括

(1)子宫手术史:如剖宫产或肌瘤切除史、刮宫、通液、造影等宫腔操作穿孔史。

(2)子宫畸形和子宫壁发育不良:最常见的是双角子宫或单角子宫。

(3)既往妊娠史:多产妇多次刮宫史、感染性流产史宫腔感染史、人工剥离胎盘史、葡萄胎史等,由于上述因素导致子宫内膜乃至肌壁受损,妊娠后胎盘植入或穿透,可致子宫破裂。

(4)分娩期注意产程经过,有无头盆不称,胎位不正,胎先露下降停滞,第二产程延长等梗阻性难产表现。是否规范应用宫缩药,有无宫缩过频、过强。是否进行过阴道宫腔操作,如内倒转术和不正规的徒手剥离胎盘术可致子宫破裂。宫口未开全,强行产钳术或臀牵引术可致子宫颈严重裂伤并上延到子宫下段。

2.典型的子宫破裂根据病史、症状和体征通常可做出临床诊断,不完全性子宫破裂只有在严密观察下方能发现。个别晚期妊娠破裂者,只有出现子宫破裂的症状和体征时方能确诊。必要时可通过 B 超检查子宫肌层连续性和浆膜连续性协助诊断。

【治疗方案及选择】

1.先兆子宫破裂　应用镇静药抑制宫缩后尽快剖宫产。孕妇可给予吸入或静脉麻醉,肌内注射盐酸哌替啶 100mg 缓解宫缩,吸氧,开通静脉通道,监测生命体征,备血,术前准备。

2.子宫破裂　在纠正休克、防治感染的同时行剖宫探查手术,根据子宫破裂的程度与部位,手术距离发生破裂的时间长短,以及有无严重感染而定不同的手术方式。

(1)子宫破裂时间在 12h 以内裂口边缘整齐,无明显感染,需保留生育功能者,可考虑修补缝合破口。

(2)破裂口较大或撕裂不整齐且有感染可能者,考虑行子宫次全切除术。

(3)子宫裂口不仅在下段,且自下段延及宫颈口考虑行子宫全切术。

(4)前次剖宫产瘢痕裂开,包括子宫体或子宫下段的,如产妇已有活婴应行裂口缝合术,同时行双侧输卵管结扎术。

(5)在阔韧带内有巨大血肿存在时为避免损伤周围脏器,必须打开阔韧带,游离子宫动脉的上行支及其伴随静脉,将输尿管与膀胱从将要钳扎的组织推开,以避

免损伤输尿管或膀胱。如术时仍有活跃出血,可先行同侧髂内动脉结扎术以控制出血。

(6)开腹探查时注意子宫破裂的部位外,应仔细检查膀胱、输尿管、宫颈和阴道,如发现有损伤,应同时行这些脏器的修补术。

(7)个别被忽略的、产程长、感染严重的病例,为抢救产妇生命应尽量缩短手术时间,手术宜尽量简单、迅速达到止血目的。能否做全子宫切除或次全切除术或仅裂口缝合术加双侧输卵管结扎术,须视具体情况而定术前后应用大剂量有效抗生素防治感染。

(8)子宫破裂已发生休克者,尽可能就地抢救,以避免因搬运而加重休克与出血。但如限于当地条件必须转院时,也应在大量输液输血抗休克条件下以及腹部包扎后再行转运。

【病情与疗效评价】

临产后,在子宫体部与子宫下段之间出现病理性缩复环,为先兆子宫破裂,若立即剖宫产终止妊娠,母婴预后一般良好,若未能及时发现并处理,子宫很快在病理缩复环处及其下方发生破裂。

随着子宫破裂,胎儿排出至宫腔外,则胎儿存活率很小,病死率为50%～70%。

一旦子宫破裂,监测生命体征,必要时置放中心静脉压,联合尿量监测,评估孕妇是否存在低血容量性休克,急诊查血常规、凝血功能、3P试验,评估失血程度及凝血功能,根据目前的医疗水平,子宫破裂的预后已大大改善,若未及时治疗,大多数死于出血和继发感染。

第三节　晚期产后出血

晚期产后出血指在分娩24h以后,在产褥期内发生阴道大量出血,或长期持续或间断出血,出血量超过500ml,多发生在产后1～2周,或剖宫产术后2～3周,也有发生在产后6～8周者,也称之为产褥期出血,也有学者将晚期产后出血定义在产后24h至12周。

晚期产后出血发生率的高低与各地产前保健及产科质量水平密切相关,有关文献报道其发生率为0.28%,占产后出血的3%～4%。因其大出血可导致产妇发生失血性休克,为产褥期常见的急症。晚期产后出血的病因主要为部分胎盘或胎膜残留、宫腔感染、胎盘原附着部位子宫复旧不全,近年来由于妊娠病理情况及社会因素的增加,对胎儿重视程度高及产妇惧痛等因素的影响剖宫产率逐步上升,剖宫产术后子宫切口感染、裂开逐渐成为晚期产后出血的主要原因。此外,尚有宫腔血块残留、产道血肿、子宫内膜炎、产伤缝合破裂、子宫黏膜下肌瘤、子宫滋养细胞肿瘤、雌激素抑乳时发生的撤退性出血及产褥早期性交引起阴道壁特别是后穹窿裂伤而发生的大量出血。

【诊断与鉴别诊断】

(一)临床依据

1.病史

(1)病史特点:多发生在产后1～2周,亦可延迟至产后2个月左右发生。

(2)症状:常表现为腰痛伴下腹坠胀不适,或伴有发热;恶露持续时间延长,量增多,血性恶露时间长,或有组织样碎块排出,有时可伴有大量出血;伴感染时,恶露有臭味或为脓性;可有肛门坠胀感及会阴部的疼痛;大出血者可有面色苍白、出冷汗、恶心、心慌等休克症状。

2.体征　妇科检查阴道及宫颈口可见少量血液,宫颈口多未闭合、松弛,子宫大而软,伴有炎症时可有压痛和体温增高;可并有脉搏细弱、血压下降等休克体征。

(二)检查项目及意义

1.血常规　血色素低、白细胞升高、中性粒细胞升高,提示存在贫血和感染情况。

2.宫颈分泌物培养　往往细菌培养阳性。

3.血中绒毛膜促性腺激素(hCG)测定　往往与同期正常产后水平相比明显增高,提示胎盘残留或滋养细胞肿瘤;部分可为正常水平。

4.B超检查　可见子宫增大,宫腔内膜线不清,内有强光团回声,有时可见暗区夹杂。超声检查不但能及时、较准确、无损伤地做出病因诊断,还能及时对疗效做出评价。

5.胸片、头颅CT检查　滋养细胞肿瘤患者可能在胸片及头颅CT中有转移灶。

6.宫腔刮出物病理检查

(三)诊断思路和原则

1.病史　阴道流血量及时间,腹痛部位及性状,有无组织物排出,阴道分泌物有无异味,有无发热、晕厥等表现,有无发生晚期产后出血的高危因素:子宫下段剖宫产,尤其是试产后的剖宫产;剖宫产术中存在切口延裂及反复缝合止血处理;产褥感染;有多次宫腔操作如分娩过程中手剥胎盘或刮宫史;或疑有胎盘残留者;多次阴道操作、产道损伤者;产后应用过大量雌激素回奶者;产妇有慢性疾病或贫血等。

2.体格检查　生命体征,有无贫血和急性感染征象,妇科检查。

3.辅助检查　血尿常规了解感染与贫血情况;宫颈或宫腔分泌物培养;B超检查子宫大小,宫腔内有无残留物,子宫复旧情况,有无宫腔积血,剖宫产切口愈合情况等。

【治疗方案及选择】

1.预防为主

(1)加强孕前、孕期检查,强化健康意识。医务人员对于孕产妇加强监护管理,特别是高危产妇、多次流产。

(2)加强心理疏导,产妇入院后的过度焦虑使产妇大脑皮质功能紊乱,引发子宫收缩乏力,产程延长导致产后出血。

(3)做好分娩期的处理,第三产程避免强牵拉脐带,胎盘胎膜娩出后需仔细检查,注意其完整性,疑有胎盘残留需及时刮宫。

(4)降低剖宫产率,是当今妇产科医护人员共同关注的问题。剖宫产后的患者除子宫出血外尚有伤口感染出血,发生产后出血的危险性更大,止血困难,因此,必须掌握剖宫产适应证,做好剖宫产患者的术前、术中、术后的观察,严格无菌操作,观察伤口愈合情况,遵医嘱给予抗生素预防感染,尽可能地降低剖宫产率,预防晚期产后出血的发生。

(5)积极治疗产后出血,对于出现的产后出血,协助医师边抢救边查明原因,及时查找出血的原因,采取相应的治疗措施,以防晚期产后出血的发生。

(6)产褥期鼓励患者尽早下床活动,有利恶露的排出,坚持母乳喂养,这些有利于降低晚期产后出血的发生率。

(7)产褥期禁止性生活。

2.治疗　对症处理。

(1)药物治疗:少量或中量阴道流血,应给予足量的广谱抗生素和子宫收缩药(用法同早期产后出血);大量阴道流血者,则需积极抗休克治疗。

(2)刮宫术:疑有胎盘、胎膜及蜕膜残留、宫腔积血或胎盘附着部位子宫复旧不良者,需在抗感染、抗休克治疗同时进行刮宫处理。术前做好备血、建立静脉通路及开腹手术准备,术中动作要轻柔,减少对子宫的损伤,刮出物送病理检查,以明确诊断,刮宫后继续使用抗生素和子宫收缩药。

(3)髂内动脉结扎术:是一种安全有效的妇产科大出血的急救止血方法,在无法控制的严重盆腔出血时能迅速有效地止血。

(4)经皮髂内动脉栓塞术或选择性子宫动脉栓塞术：必须在有条件的医院进行，该方法安全、可靠、损伤小，可通过造影准确了解盆腔出血部位和出血情况，应用生物海绵选择性地进行栓塞治疗，止血迅速，但治疗前提需患者生命体征平稳，血流动力学稳定。尤其适用于因子宫切口愈合不良引起的晚期产后出血保守治疗无效者。

(5)子宫切除术：目前应用较少，往往是经过上述非手术治疗无效的，再次发生大出血者，应行子宫切除术，尤其是剖宫产术后晚期产后出血者，若为子宫切口裂开应行子宫次切术(手术切缘应在剖宫产切口下方)或子宫全切术。而保留子宫，清创缝合术仅适于有生育要求，子宫切口周围组织坏死范围小、炎症反应轻者。

(6)若为肿瘤引起的阴道流血，应做相应的处理。

【病情与疗效评价】

1.患者生命体征，判断血流动力学是否稳定，有无休克。

2.B超判断宫腔内是否有残留物及剖宫产切口愈合情况。

3.血常规、血凝、CRP、血生化等实验室检查。

治愈指标：各项生命体征正常，贫血基本纠正；阴道流血停止，子宫收缩好。

第四节　产科休克

产科休克是指机体受到与妊娠或分娩等有关病理因素的侵袭后产生全身有效循环血量锐减，导致心、脑、肝、肺、肾等重要器官组织灌流不足，引起严重功能障碍，临床表现以急性微循环衰竭为主的一种综合征，是产科领域中一种急性而严重的并发症，是威胁孕产妇和围生儿生命的主要因素。

产科休克以失血性休克为主，其次为感染性休克或其他特殊原因所致的休克。因此人们通常把产科休克分为失血性休克和非失血性休克。前者包括了妊娠期失血性休克、分娩期失血性休克和产后失血性休克；后者则指感染性休克、创伤性休克、阻塞性休克、仰卧位低血压综合征、过敏性休克、心源性休克和神经源性休克。

【诊断与鉴别诊断】

(一)临床依据

1.病史　根据病史，了解引起休克的病因。

2.症状及体征

(1)休克早期：意识清楚，自觉口渴，皮肤黏膜开始苍白，皮肤温度正常，发凉。脉搏<100次/分钟，收缩压正常或稍高，舒张压增高，脉压缩小，周围循环基本正

常,尿量无明显异常。此期循环血量减少<20%。

(2)休克期:意识尚清楚,意识淡漠,反应迟钝,感到口渴,皮肤黏膜苍白,皮肤发冷,脉搏 100～120 次/分,脉搏细弱,收缩压下降至 70～90mmHg(1mmHg=0.133kPa),脉压小,表浅静脉塌陷,毛细血管充盈迟缓,尿少(小于每小时 30ml),此时休克已进入失代偿期。此期循环血量减少在 20%～40%。

(3)休克晚期:意识模糊甚至昏迷,非常口渴,但可能无主诉,皮肤黏膜明显苍白,肢端发绀,皮肤冰冷,肢端为著,收缩压<70mmHg 或测不到,表浅静脉塌陷,毛细血管充盈非常迟缓,少尿甚至无尿。休克晚期可能发生循环系统、消化系统、呼吸系统、泌尿系统等多系统功能障碍,诱发多系统、多器官衰竭,甚至出现心脏停搏,此期循环血量减少>40%。

产科休克与各科的休克历程大体相似,但又有其特殊性,无论何种原因引起的休克均容易诱发 DIC,因其具有下列特殊因素:①晚期妊娠子宫压迫下腔静脉,回心血量减少,下腔静脉淤血,血液流速缓慢易诱发血栓。②子宫静脉系统扩张,血窦开放易发生羊水栓塞和空气栓塞。③妊娠期子宫压迫输尿管,输尿管扩张,尿潴留容易发生泌尿系统感染。产后或流产后胎盘剥离面,因血是细菌最好的培养基易患子宫内膜炎,宫内感染。④胎儿及其附属物因病理情况,坏死退行性变,可产生外源性凝血质,激活凝血系统。⑤正常孕妇为适应分娩期出血、生理的需要,Ⅰ、Ⅶ、Ⅷ、Ⅸ、Ⅹ凝血因子增加,血凝亢进。

(二)检查项目及意义

1.血常规　红细胞计数、血红蛋白量和血细胞比容测定,如超过正常值时,提示血容量不足及血液浓缩;如数值减少,则提示出血或血液稀释。而感染性休克时,白细胞大多升高,中性粒细胞增多,有中毒颗粒及核左移。

2.溶酶及细胞内功能酶的活性测定　血液中的酸性磷酸酶、β葡萄糖醛酸酶和组织蛋白酶等溶酶的水平可反映溶酶体裂解情况;乳酸脱氢酶与其同工酶等细胞内功能酶反映细胞坏死程度。酶活性水平高,说明病情恶化。

3.血乳酸含量测定　常用来反映组织无氧代谢的程度,正常值为 0.6～1.8mmol/L,其值越高提示组织缺氧越严重。

4.动脉血气分析和酸碱平衡检查　血气监测是加强呼吸管理以维持呼吸功能稳定的重要措施。监测参数包括:①氧分压。正常人 PO_2 为 80～100mmHg,当 PO_2<20mmHg,组织就失去了从血液中摄取氧的能力。②血氧饱和度、肺泡-动脉血氧分压差和二氧化碳分压:是反映肺通气、换气功能以及氧弥散能力的指标。③pH 是反映体液氢离子活性的指标,正常为 7.35～7.45。④碳酸氢盐浓度,以标

准碳酸氢盐(SB)和实际碳酸氢盐(AB)表示,当 AB<SB 时,说明有呼吸性碱中毒的存在,当 AB>SB 时,说明有呼吸性酸中毒的存在。⑤PCO_2,即二氧化碳分压或二氧化碳张力,是反映呼吸性酸碱平衡的重要指标,正常人动脉血中二氧化碳分压为 40mmHg 左右,静脉血中为 46~50mmHg。⑥BB,即缓冲碱,主要包括碳酸氢根和血浆蛋白两部分,正常值为 41mmol/L。⑦BE,即碱剩余,正常值±3mmol/L,在临床上,代谢性酸中毒时其负值增加,代谢性碱中毒时正值增加。

5.血电解质和肝肾功能测定

6.中心静脉压(CVP)测定　可鉴别心功能不全,或血容量不足所引起的休克,并可作为输液量及是否应用强心药、利尿药等的指导。正常值 5~10cmH$_2$O,低血压情况下 CVP<5cmH$_2$O 者表示血容量不足,CVP>15cmH$_2$O 者提示心功能不全,若 CVP>20cmH$_2$O,则需考虑存在心力衰竭。

7.休克指数(SI)　利用休克指数(SI)估计出血量简便易行。休克指数=脉率/收缩压。正常时 SI=0.5,SI=1 时血容量减少 20%~30%,失血量 1000~1200ml,SI=1.5 时,血容量减少 30%~50%,失血量 1800~2000ml。SI=2 时,血容量减少50%~70%。

8.尿量检查　尿量是判断休克程度轻重的重要指标,如果每小时尿量超过30ml 以上说明休克有所缓解。反之则说明休克加重。

9.甲皱微循环观察　是四肢末端毛细血管再充盈时间的观察,也是对微循环的直接观察。检查者用手指轻压病人指甲的远端,随即松开,若甲床迅速由苍白转红,说明甲皱循环良好,若转变缓慢则提示甲皱循环充盈不足,反之,甲床转红由慢变快,说明休克有所好转。

10.弥散性血管内凝血的检查　血小板计数减少并持续下降,凝血酶原时间延长,3P 试验阳性。

(三)诊断思路和原则

大多数产科休克来势凶猛,短时间内可能危及生命。因此,产科休克的诊断贵在早期诊断,休克早期诊断有赖于临床表现和实验室检查,对于疑为休克的患者,首要任务是判断患者是否处于休克状态,进而判断目前休克的程度,在积极抢救休克的同时查找引起休克的病因。而休克的监测方法包括临床表现的监测、生命体征的监测(脉搏和心率是监测休克最简单易行的方法)、出血量的监测(利用 SI 估计出血量简便易行)、中心静脉压监测(CVP 反应血容量,回心血量与心脏排出功能关系的动态指标,也可指导临床扩容治疗)、血流动力学监测及实验室监测。

【治疗方案及选择】

1.休克的预防　首先在于消除引起休克的病因,在产科应重点预防和及时治疗大出血和感染。

(1)预防产科出血:包括及时纠正妊娠期贫血,积极治疗孕期和产时出血,高度重视和治疗妊娠期并发症,如妊娠期高血压疾病、前置胎盘和胎盘早剥等,对胎死宫内时间较长者,应做凝血功能检查,若发现高凝状态,可先用少量肝素后再处理胎儿。及时正确掌握手术指征,预防产后出血等。对于已经发生出血者,应积极治疗,及时补充血容量,预防休克的发生。

(2)预防感染的发生:不论是经阴道分娩,还是经腹手术,均应严格无菌操作,对于有可能造成宫腔感染者应及时使用抗生素抑制感染,预防败血症的发生,有时在经充分准备后,手术切除感染灶常是消除引起休克的病因,阻止病情继续恶化的必要手段之一。

2.休克的治疗　首先组织好抢救队伍,统一指挥,团队配合,才能及时而迅速地进行工作。

(1)一般性治疗:稳定情绪,减少不良外界刺激,当病人出现烦躁不安时可肌内注射哌替啶50～100mg或地西泮10mg以减少耗氧量;采取头低位,增加心脏和大脑的血供;保持呼吸道通畅,面罩给氧,速度要达到8L/min;注意保暖;及时开放两路静脉,要有14G针头,便于补充血制品。

(2)补充血容量:临床补充血容量的液体有三类,即全血、胶体液、晶体液。生理盐水及林格液仍是产科休克急救常用药物,大量使用可导致肺水肿发生。成分输血是产科失血性休克救治的主要方法,当纤维蛋白原<100mg/L,血小板<30×10^9/L时应考虑补充凝血因子。补充血容量的原则是:患者要达到2个100,2个30,即收缩压>100mmHg,心率小于每分钟100次,尿量>每小时30ml,血细胞比容>0.3(30%),这说明患者的血容量已经得到充分的恢复。

(3)血管活性药物应用:休克早期血容量不能及时补充时可用血管收缩药,如多巴胺、去甲肾上腺素等,但时间不宜过长,剂量不宜过大;休克期要选用血管扩张药,如硝酸甘油、酚妥拉明等;休克晚期患者选用药物复杂,但原则上要保证维持重要脏器的血流量。

(4)纠正酸中毒:轻度代谢性酸中毒不需给予碱性药物,纠正休克补充足够血容量,改善组织缺血和缺氧状况,维持良好的肾功能,代谢性酸中毒即可被纠正;常用的碱性药物为5%碳酸氢钠;补充原则是按血中二氧化碳结合力和碳酸氢根或碱过剩的下降值和临床表现而定,不要过量。

(5)肾上腺皮质激素的应用:大量短期应用,不超过48h。可能出现高血糖、消化道溃疡、抑制发热反应及钾的丢失,并应同时使用大剂量和有效的抗生素治疗。

(6)积极去除休克的病因:产科休克在进行综合治疗的同时,对病因的积极治疗也是根本性的。如产前、产后出血引起的失血性休克,应及时控制和消除产科因素的出血和及时补充血容量;在常规止血方法不奏效时,果断选择适当时机切除子宫是抢救患者生命的重要一环;子宫破裂和其他软产道损伤引起的创伤性休克,在补充血容量的同时积极手术治疗;感染性休克使用大量有效抗生素控制感染,及时清除感染灶或引流;心源性休克及时给予强心药;产后急性循环衰竭,补充血容量的同时酌情使用升压药;羊水栓塞引起的过敏性休克,应大量使用激素、升压药、利尿药和改善肺循环的药物。

【病情判定及疗效评价】

产科休克患者经抢救复苏后,应该留于重症监护病房(ICU)内作严密观察。定时进行血压、脉搏、中心静脉压测定,在进行补液期间要做尿量记录,必要时测定肺毛细血管楔压。应使用心脏监护仪持续监测心率,宜用持续血氧饱和度监测来了解肺功能。定时做动脉血氧分析,并对血浆和尿中的尿素、肌酐和电解质适时测定。

第五节　产科栓塞性疾病

产科栓塞性疾病主要是指静脉血栓栓塞性疾病,指由血栓形成和血栓栓塞两种病理过程所引起的疾病,包括深静脉血栓(DVT)、肺栓塞(PTE)和血栓后综合征(PTS)等,是一组系列病症。早年就有Virchow提出血液高凝、血流缓慢和血管内皮损伤为其三大致病因素,后者对血栓形成具有初始和持续作用。

血栓栓塞性疾病在发达国家是产妇死亡的首要原因,发生率为 1/2000~1/1000次妊娠。孕妇发生血栓栓塞性疾病的危险相当年龄非孕妇的 5 倍,其主要危险因素包括:年龄>35 岁;妊娠后血液呈高凝状态;长期卧床;体重>80kg;多产;感染/败血症;先兆子痫;严重的内科患等。静脉血栓形成是导致孕产妇死亡的妊娠并发症之一,肺栓塞是一种罕见的妊娠合并症,但是随着其他妊娠期死亡原因下降,它已成为妊娠期相关死亡率的重要原因,有报道孕期静脉血栓形成的总发病率为 0.09%,产前浅部血栓性静脉炎发病率为 0.15%,深部血栓性静脉炎发病率为 0.36%,产褥期发病率可高达 3%,孕期静脉血栓栓塞的诊断可能比较困难。

一、深静脉血栓形成

深静脉血栓（DVT）较肺栓塞更为常见，通过严格的诊断标准进行的研究显示，大多数 DVT 是发生于产前而不是产后，在迄今为止最大的一项研究显示，75％的 DVT 发生于产前，且 51％在妊娠 15 周时已经出现。

【诊断与鉴别诊断】

(一)临床依据

1.病史

(1)病史特点：在妊娠期，静脉血栓多始于腓肠静脉或髂股段的深静脉系统，而且多见于左下肢，约占 80％。这是因为右侧的髂总动脉横跨左侧的髂总静脉，使左下肢的静脉回流通路在盆腔中较为曲折，这可能是左下肢更易发生 DVT 的原因。

(2)症状：大约有 80％的 DVT 患者可无临床症状，而易被忽略。部分患者可主要表现为患肢肿胀、周径增粗、疼痛或压痛、浅静脉扩张、皮肤色素沉着、行走后患肢易疲劳或肿胀加重，其程度取决于血管阻塞程度、是否存在侧支循环以及相关的炎症反应等因素。

2.体征　同样大部分 DVT 患者可无典型体征，少数患者可有检查下肢发现患侧较对侧相应部位增粗、皮肤发白、局部温度升高，栓塞部位静脉有压痛，有时可触及静脉栓塞炎症所致的硬索条物及压痛。小腿深部静脉栓塞时可出现腓肠肌及足底压痛，Homans 征阳性。

(二)检查项目及意义

1.血常规　白细胞升高、中性粒细胞升高，提示可能存在感染。

2.D-二聚体测定　D-二聚体是纤维蛋白单体经活化因子 ⅩⅢ 交联后，再经纤溶酶水解所产生的一种特异性降解产物，是一个特异性的纤溶过程标记物。D-二聚体主要反映纤维蛋白溶解功能。只要机体血管内有活化的血栓形成及纤维溶解活动，D-二聚体就会升高。血浆 D-二聚体含量检测是 DVT 筛查的有效手段。用经典的 ELISA 方法，发现 DVT 的患者 D-二聚体水平均升高，并且敏感性和特异性分别是 100％、52％。所以临床上怀疑为 DVT 的患者，如果 D-二聚体检测结果正常，就可排除 DVT 的诊断。正常值：阴性；$<200\mu g/L$，而 DVT 时 D-二聚体多$>500\mu g/L$。

3.测下肢静脉压　站立时正常下肢静脉压一般为 $130cmH_2O$，踝关节伸屈活动时,压力下降为 $60cmH_2O$,停止活动后压力回升,回升时间超过 $20s$;若存在下肢主干 DVT,无论静息还是活动状态,压力明显升高,回升时间增速,一般 $10s$ 左右。

4.血管彩色多普勒检查 是一种无创伤性检查方法,既可了解深静脉血栓形成的范围和程度,又可测定静脉系统血流速度的变化。对于有症状的病人,诊断近端 DVT 敏感性及特异性均较高,分别为 95% 和 98%。

5.螺旋CT DVT 在 CT 横断位表现为静脉腔内条状、椭圆形或不规则低密度充盈缺损;可呈特征性的"靶征",在 MIP、CPR 及 VR 重建图像上 DVT 表现为典型的"轨道征",即静脉管腔中心为低密度血栓,周围绕以高密度对比剂。

6.磁共振(MRI) 对有症状的急性 DVT 诊断的敏感性和特异性可达 90%～100%。部分研究提示 MRI 可用于检测无症状的下肢 DVT。

7.静脉造影 是诊断 DVT 的"金标准",可显示静脉堵塞的部位、范围、程度及侧支循环和静脉功能状态,其诊断敏感性和特异性接近 100%。但其却是一创伤性检查,有一定并发症,可能导致血栓形成。

(三)诊断思路和原则

病史:注意是否存在高危因素是诊断的第一步。

因 DVT 的临床症状和体征均是非特异性的,不能作为诊断依据,这就为诊断增加了难度。有研究发现,在具有能强烈提示 DVT 诊断的症状和体征的患者中,仅有不足一半的患者通过客观检查确诊为 DVT,妊娠期诊断尤为困难的原因是该时期下肢生理性水肿和不适很常见。

由此可见,辅助检查是诊断关键。D-二聚体测定是 DVT 筛查的有效手段,阴性可排除诊断,而阳性则需进一步检查,可通过血管多普勒检查了解静脉血流是否通畅,以证明是否有血栓形成,为简单有效的诊断方法,虽然静脉造影是诊断金标准,但是其有创伤性和血栓形成的危险性,使得其逐步被超声、CT 和 MRI 所替代。

【治疗方案及选择】

1.预防 栓塞性疾病一旦发生,后果严重,VTE 的干预策略应该重在预防,而有效的预防依赖于医生对疾病的高度认知,对危险人群的识别和预防性抗凝治疗。

产科栓塞性疾病预防适应人群:心脏病病史的孕妇;第三胎或多胎孕妇;高龄或肥胖孕妇;妊娠或产褥期卧床时间明显延长者;行急诊剖宫产,尤其合并其他危险因素的孕妇。

预防的方法

(1)机械性方法:机械性预防主要用于高出血危险的患者和抗凝为基础的预防

治疗的辅助。使用逐级加压弹力袜(GCS)、间断气囊压迫(IPC)装置和下肢静脉泵(VFP)等这些机械方法可减少部分患者发生 DVT 的危险,但其疗效逊于抗凝药物。

(2)药物抗凝。抗凝治疗的主要药物包括①抑制凝血过程的药物:肝素类(普通肝素、低分子肝素、达纳肝素、伟素等);②抗维生素 K 药物:双香豆素、华法林等;③抗血小板药物:阿司匹林、双嘧达莫(潘生丁)、前列环素、氯吡格雷等;④降低血黏稠度的药物:低分子右旋糖酐等。结合孕产妇特点,目前常用的预防性抗凝药物是低分子肝素和阿司匹林。

血栓危险因素持续存在的患者,建议产后继续进行血栓预防 4～6 周(2C 级);存在血栓危险因素但是无静脉栓塞病史的患者,不推荐产前常规应用抗凝药物预防血栓,而应个体化评估血栓的风险(1C 级);无血栓危险因素而既往曾发生过特发性 VTE、推荐预防剂量的低分子肝素(LMWH)/普通肝素(UFH),或怀孕期间进行密切监测,同时产后抗凝(1C 级);抗心磷脂抗体阳性,反复流产或晚期流产,没有静脉或动脉血栓栓塞病史的女性,建议产前应用预防剂量的 UFH 或LMWH,同时联合应用阿司匹林(1B 级)。

2.治疗

(1)抗凝治疗:DVT 的主要治疗是抗凝,一旦客观检查确定 DVT 诊断应立即开始抗凝治疗,以防血栓延展(发生率为 15%～50%)和静脉血栓栓塞复发。

肝素(UFH):首次剂量 5000U 或 80U/kg 静脉注射,继以 18U/kg 静脉滴注,维持浓度 40U/min。肝素使用最初 24h,每 4～6 小时行部分凝血活酶(APTT)检查,根据 APTT 调整用量,使 APTT 达到并维持于正常值的 1.5～2.5 倍,情况稳定者持续用药 7～10d,总剂量每天 36000～42000U。

低分子肝素(LMWH):是一种新型抗凝药物,可避免一些肝素引起的并发症,如出血、血小板减少、骨质疏松等,不影响出凝血时间。开始剂量 1mg/kg 每 12 小时 1 次,分娩时减量至 40mg,每 12 小时 1 次,产后 4～6h 恢复同前剂。

华法林:一般用于产后。使用肝素的第 1 天即可开始,每天口服 5～10mg。以控制 APTT 为正常的 1.5～2.5 倍。

(2)制动:传统上 DVT 患者在抗凝治疗同时建议卧床休息几天,以避免栓子脱落造成 PE。但接受 LMWH 治疗和处于活动状态的患者,可能无需制动。早期活动可使得下肢压迫患者的疼痛和肿胀缓解更快,复发性和致命性 PE 发生率较低,所以建议患者在能耐受的情况下离床活动。

(3)溶栓治疗:自 1970 年以来,溶栓和抗凝治疗在近端 DVT 的意义一直存在争论。新发生的大面积髂股血管 DVT 患者,经足量肝素治疗仍存在因静脉闭塞继发肢体坏疽危险的患者,可能是进行溶栓治疗的指征。目前还没有证据支持对于绝大多数 DVT 患者进行溶栓治疗,也不推荐常规使用导管溶栓治疗。

(4)非药物治疗

外科血栓切除术:常并发血栓复发,很多患者需要二次扩张和(或)再次介入治疗和长期抗凝。对绝大多数近端 DVT 患者不推荐静脉血栓切除术(证据级别 1C)。外科血栓切除术适应证为术后或产后血栓形成的近端 DVT 患者,并且年龄 <40 岁。

放置下腔静脉滤器:对绝大多数近端 DVT 患者不推荐静脉血栓切除术,近端静脉血栓形成患者存在抗凝禁忌或并发症时,为放置下腔静脉滤器的指征。单用滤器不能有效治疗 DVT,滤器置入后应恢复抗凝治疗。

【病情与疗效评价】

1.患者的不适主诉是否缓解。

2.动态监测 D-二聚体,帮助判断病情变化;影像学的变化可能不能短期内见效。

3.动态监测血凝功能,调整用药类型及剂量。

DVT 长期治疗的最佳疗程是近年来临床研究热点,大体上,每类患者抗凝治疗的最佳疗程倾向于更长。与 3 个月治疗间期比较,缩短治疗间期 4～6 周可导致临床主要血栓栓塞复发率增加。近年来大量的临床研究证据为 DVT 长期治疗存在的问题提供了证据。首次发生特发性 DVT(无已知或可识别的危险因素)患者至少治疗 6～12 个月;首次发生 DVT 与致血栓形成的基因型有关,或与血栓栓塞复发风险增加的预后标志有关(亚组包括抗凝血酶Ⅲ、蛋白 C、蛋白 S 等缺乏的患者;致血栓形成的基因突变,如因子 VLeiden 或促凝血酶 20210,或存在抗磷脂抗体的患者、同型半胱胺酸血症或Ⅷ因子水平超过正常第 90 百分位数,或反复超声检查发现持久存在残余血栓)建议至少治疗 6～12 个月;对 DVT 复发(发作两次或以上 VTE)甚至建议无限期抗凝。在长期治疗中反复应用加压超声检测有无残留血栓并反复监测 D-二聚体水平,评价抗凝的获益和风险。

二、肺栓塞

欧美国家孕产妇肺栓塞(PE)的发生率为 0.01%～0.04%;是同龄非妊娠妇女的 5 倍,产后 2 个月之内发生率高于产前 2～3 倍;孕产妇因肺栓塞造成猝死的有 34% 发生在 1h 内,39% 在 24h 内,27% 在 3～5d。

【诊断与鉴别诊断】

(一)临床依据

1.病史

(1)病史特点:与 DVT 不同,PE 常于产后发生,尤其是剖宫产后。90%的 PE 病人因为栓子小而无症状或症状轻微,约 10%的病人由于引起栓塞的栓子较大,而阻塞了肺动脉主干或大的分支,从而引起大面积肺梗死,80%发生猝死。它的临床表现多种多样,所以对其诊断也就相应困难。

(2)症状。突发原因不明的呼吸困难:呼吸频率浅而快,占 90%;与体位变化有关。胸痛:胸骨前似心绞痛或心肌梗死样占 70%～80%。咯血,咳嗽:阵发性咳嗽,50%。惊恐和濒死感,晕厥:20%～30%。其他:胸闷、气短、恶心、呕吐、腹痛等。

2.体征　呼吸加快,心率增加:次数>100 次/分钟。发绀:约 20%病例伴有发绀。周围循环衰竭:血压下降或休克及组织灌注不良所致。急性肺动脉高压和右心功能不全表现:约 20%患者有这些体征。患侧肺部可闻及湿啰音,有时还可闻及胸膜摩擦音及心包摩擦音。

(二)检查项目及意义

1.D-二聚体测定　明显增高,敏感性为 98%,特异性为 30%。D-二聚体对急性 PE 有较大的排除诊断价值,若其含量低于 $500\mu g/L$,可基本排除急性 PE。

2.动脉血气　主要表现为低氧血症,由于心肺血管床受阻,氧分压(PaO_2)降低,而肺泡无效腔增大,出现过度通气,导致二氧化碳分压($PaCO_2$)降低。

3.心电图检查　最常见而且最早出现的是窦性心动过速,各种房性快速心律失常,如房颤。

4.胸部 X 线检查　其特异性差。①肺动脉阻塞征;②肺动脉高压症及右心扩大征;③肺组织继发改变:肺不张,胸腔积液等。

5.超声心动图检查　①二尖瓣开放度减小;三尖瓣和肺动脉瓣开放度降低等;②右心室扩大;右心室收缩、舒张幅度减弱;③室间隔偏移或矛盾运动;④左、右心室内径比例减小;⑤肺动脉扩张。

6.放射性核素肺通气/灌注扫描(V/Q)　V/Q 是目前国际上公认的诊断肺栓塞最敏感而无创伤的检查方法,能反映肺栓塞的特征性改变。①肺通气扫描正常,而灌注扫描呈典型肺段分布的灌注缺损,则高度怀疑 PE。②病变部位既无通气也无血流灌注,可能为肺实质病变,不能诊断 PE(肺梗死除外)。③肺通气扫描异常,灌注无缺损,为肺实质性疾病。④肺通气和灌注扫描均正常,可除外 PE。

7.螺旋 CT　采用特殊技术进行 CT 肺动脉造影(CT-PA),对肺栓塞的诊断有决定性意义,其最大优点为无创、诊断率高。主要显像有:充盈缺损、肺动脉截断及血流不对称等表现。阳性率高达 80%～90%。

8.磁共振显像(MRI)　此种方法曾被视为 PE 诊断的金标准,可检测到直径小至 0.5cm 的血管,对段以上肺动脉内血栓的诊断敏感性和特异性均较高。肺动脉造影可见:血管腔内充盈缺损、肺动脉截断现象、某一肺区域血流减少。

（三）诊断思路和原则

因其常见症状无特异性,所以容易误诊、漏诊,故死亡率高。故对突发原因不明的呼吸困难、胸骨前酷似心肌梗死样疼痛以及不明原因的心肺功能减退需高度重视。而烦躁不安、惊恐、濒死感、出冷汗、血压下降、休克、晕厥往往已是急性肺栓塞发作的特征,是急救的关键信号。

临床可能性评估结合 D-二聚体检测能切实减少对于影像学检查的需要。所有怀疑 PE 患者都应该做临床可能性评估,D-二聚体(ELISA)检测阴性能可靠排除 PE。如果设备条件准许,X 线胸片正常,没有严重的有症状的心肺疾患并存,使用标准的报告原则,当得到一个不能诊断的结果时能进行进一步的影像学检查时,肺核素扫描可以被考虑为最初的影像学检查,当肺核素扫描正常时,能可靠地排除 PE。肺动脉造影被认为是诊断 PE 的金标准。CTPA 带来了一次在诊断方法上的革命,已经日益被作为一种辅助检查手段,最近被用来替代其他影像学检查方法,并且 CTPA 在特异性方面明显优于肺通气/灌注扫描。通过 CTPA 还可以做定量分析,分析结果与临床严重程度有很好的相关性。当 PE 被排除时,可能做出另一正确诊断。

【治疗方案及选择】

1.治疗原则　一旦高度怀疑肺栓塞(PE),在等待诊断性检查结果的同时,即开始抗凝治疗。对于诊断明确的非大面积 PE,急性期使用皮下注射低分子肝素或静脉注射普通肝素治疗(证据级别 1A);不推荐使用全身性溶栓药物治疗 PE(证据级别 1A)。非大块肺栓塞患者建议长期抗凝治疗,多数不适于溶栓治疗(证据级别 2B),而血流动力学不稳定者可溶栓(证据级别 2B),即使溶栓也应短期用药(证据级别 2C);导管抽吸、碎栓术及血栓切除术仅适用于某些病情危重不能接受溶栓治疗或没有充分的时间进行静脉溶栓的患者(证据级别 2C)。腔静脉滤器的适应证为存在抗凝治疗禁忌证或并发症的患者,以及尽管充分抗凝治疗血栓仍然再发的患者(证据级别 2C)。

2.治疗方案

(1)对症治疗:绝对卧床休息;吸氧:氧浓度以维持 PaO_2 在 $70\sim100mmHg$ 为宜;镇痛:吗啡 $5\sim10mg$ 皮下注射,或盐酸哌替啶 $50\sim100mg$ 肌内注射;解痉:阿托品 $0.5\sim1mg$ 静脉注射或 654-2 $10\sim20mg$ 肌内注射,以减低迷走神经张力,防止肺动脉和冠状动脉反射性痉挛。必要时可 $1\sim4h$ 注射 1 次;心力衰竭治疗:毛花苷 C $0.2\sim0.4mg$ 加入 50% 葡萄糖溶液 $40ml$ 内静脉注射,必要时于 $4\sim6h$ 重复用药;抗休克:留置中心静脉导管,监测心排血量、肺动脉压。方法:多巴胺 $5\sim10\mu g/(kg\cdot min)$、多巴酚丁胺 $3.5\sim10.0\mu g/(kg\cdot min)$ 或去甲肾上腺素 $0.2\sim2.0\mu g/(kg\cdot min)$,维持平均动脉压 $>80mmHg$,心脏指数 $>2.5L/(min\cdot m^2)$ 及尿量 $>50ml/h$;支气管痉挛:氨茶碱 $0.25g$ 加入 50% 葡萄糖液 $40ml$ 内静脉注射,必要时可用地塞米松 $10mg$ 静脉注射;控制心律失常:快速室性心律失常,利多卡因 $50\sim100mg$ 静脉注射,继以 $12mg/min$ 静脉滴注;快速房性心律失常,毛花苷 C $0.2\sim0.4mg$ 加入 50% 葡萄糖液 $20\sim40ml$ 静脉注射或维拉帕米(异搏定)$5mg$ 加入 50% 葡萄糖液 $20\sim40ml$ 静脉注射。

(2)抗凝治疗:治疗同 DVT。

(3)溶栓治疗:溶解血栓,恢复肺组织再灌注,逆转右心衰竭,增加肺毛细血管血容量及降低病死率和复发率。

①链激酶(SK)负荷量 25 万 U/30min,继 10 万 U/h,维持 72h 静脉滴注。链激酶分子量高而不通过胎盘,是常用的溶栓剂。

②尿激酶(UK)负荷量 25 万 U/$10\sim20min$,继 20 万 U/h,维持 24h 静脉滴注。以上两种药应用之前用异丙嗪 $25mg$,地塞米松 $5mg$ 滴注预防不良反应。

(4)手术治疗:在内科治疗无效或肺栓塞 $>50\%$,有明显肺动脉高压和心排血量减少者,采用栓塞切除术可能及时挽救母儿生命。下肢深静脉栓塞切除可有效阻断复发性肺栓塞的发展。

(5)介入治疗:方法主要包括抽吸式取栓术、手动搅拌式碎栓术、机械旋转式碎栓术、肺动脉内激光碎栓术、肺动脉内支架安置术、腔静脉内滤网安置术等。

【病情与疗效评价】

1.患者的不适主诉是否缓解。

2.动态监测 D-二聚体,帮助判断病情变化;影像学的变化可能不能短期内见效。

3.动态监测血凝功能,调整用药类型及剂量。

第六节 子宫内翻

子宫内翻是指子宫底部向宫腔内陷入,甚至自宫颈翻出的病变,多数发生在第三产程。子宫内翻根据程度可以分为:①不完全子宫内翻。子宫底向下凹陷,可接近宫颈口,但仍存在部分宫腔。②完全子宫内翻。子宫底部下降至宫颈口外,但还在阴道内。③子宫内翻脱垂:整个内翻子宫暴露于阴道口外。子宫内翻按发病时间可分为:①急性子宫内翻。子宫翻出后宫颈尚未缩紧占75%左右。②亚急性子宫内翻。子宫翻出后宫颈已缩紧,占15%左右。③慢性子宫内翻:子宫翻出宫颈回缩已超过4周,子宫在内翻位置已经缩复但仍停留在阴道内,占10%左右。

【诊断与鉴别诊断】

(一)临床依据

1.病史 既往有子宫内翻病史;胎盘植入病史;子宫发育不良,畸形;双胎,羊水过多,急产;暴力按压宫底或牵引脐带;多次流产。

2.临床表现

(1)疼痛:疼痛的程度不一,轻者可以仅表现为产后下腹坠痛或阴道坠胀感,重者可引起疼痛性休克。典型的子宫内翻的疼痛是第3产程,牵拉脐带或按压宫底后突然出现剧烈的下腹痛,注意这种疼痛为持续性,以便与子宫收缩痛区别。

(2)出血:子宫内翻后所表现的出血特点不一。慢性子宫内翻患者仅表现为不规则阴道出血或月经过多;急性子宫内翻出血与胎盘剥离有关,胎盘未剥离者可以不出血,胎盘部分剥离和胎盘完全剥离者均可以表现为大出血。

(3)局部压迫症状:除下腹部憋坠感外,患者可以出现排便和排尿困难。

(4)休克:可能发生疼痛性休克、失血性休克及感染性休克。

3.检查

(1)腹部检查:急性子宫内翻腹部通常触及不到规则的子宫轮廓,子宫明显变低变宽,子宫底部呈杯口状或阶梯状;慢性子宫内翻可以仅表现为腹膜炎的体征。

(2)阴道检查:急性子宫内翻阴道出血多少不一;胎盘可能剥离也可能未剥离,胎盘未剥离者更容易诊断;胎盘剥离者可以触到或见到柔软球形物塞满产道或脱出阴道口仔细检查球形物上有宫颈环绕或发现输卵管开口可以明确诊断。慢性子宫内翻者除急性子宫内翻的表现外还有慢性炎症的表现,炎性阴道分泌物,肿物表面溃疡、出血、糜烂等。

（二）检查项目及意义

B超。注意胎盘附着部位、辅助胎盘植入的诊断及明确子宫畸形的存在。发生子宫内翻时进一步评估内翻程度。

（三）诊断思路和原则

1.评估产前高危因素　①多次流产病史；②B超提示有胎盘植入可能，或双胎、羊水过多；③子宫畸形或发育不良；④产妇一般情况不良，如营养不良，体质衰弱、上感咳嗽等；⑤宫底肌瘤或腺肌病；⑥长期使用宫缩抑制药如硫酸镁、盐酸利托君片等。

2.把握产时高危因素及临床表现　助产者手法粗暴，强力牵拉脐带；脐带绕颈或脐带过短；操作不符合规范，如宫底不正当加压；突发疼痛，局部压痛，休克；腹部检查及阴道检查体征。

3.排除鉴别诊断

（1）子宫脱垂：子宫脱垂患者一般情况良好，妇科检查可见包块下方有子宫颈口，向下屏气时子宫脱垂更加明显，盆腔检查时可摸到子宫体。

（2）子宫黏膜下肌瘤突出宫腔：一般产前B超可以鉴别。产时宫底仍可按及完整宫体。

【治疗方案及选择】

采用何种措施主要根据患者的全身状况、翻出时间、感染程度、有无生育要求，是否合并其他生殖系统肿瘤等选择。

1.保留子宫

（1）经阴道徒手复位：适合急性子宫内翻，宫颈口未回缩。取膀胱截石位，导尿；宫颈过紧者，可以使用镇静药或宫缩抑制药，如硫酸镁、地西泮、哌替啶等，或肌内注射阿托品针；必要时全身麻醉；用拳头法轻柔复位；复位后使用宫缩药加强宫缩，必要时宫腔填塞；术后注意预防出血及产褥感染。

（2）经腹手术复位：包括经腹组织钳牵拉子宫复位术、经腹子宫后壁子宫切开复位术、经腹子宫前壁子宫切开复位术。全身麻醉；以经腹组织钳牵拉子宫复位术为基础，松解、扩大子宫翻出后形成的"杯口"狭窄环，松解方法包括全身麻醉、子宫松弛药物和手法松解，松解后采用两把组织钳由"杯口"下2cm处逐渐上提翻出至子宫壁直到完全复位。Haultain和Dobin术式分别切开子宫前或后壁，以扩大或松解"杯口"的狭窄环，切口要求位于"杯口"上，纵形切口，复位后缝合切口。

2.子宫切除手术　经腹或经阴道行部分或全子宫切除术。

【病情与疗效评价】

急性完全性子宫内翻，一般在发病后病人立即陷于严重休克状态。若未及时发现并抢救，往往在发病 3～4h 死亡，病死率为 15%～16%，最高病死率可达 43%。常见死亡原因是休克、出血和感染。子宫内翻的并发症常见于严重的疼痛、出血、感染和休克。

加强助产接生人员的培训、做好第三产程的正规处理是预防子宫内翻的重要措施。及时发现及诊断子宫内翻是治疗关键，积极缓解疼痛、控制出血、感染和休克是治疗子宫内翻的前提。子宫内翻发生后尽量避免并发症的出现，争取保留子宫完整性、保留产妇生育功能。

第九章　妊娠合并症

第一节　妊娠合并心脏病

妊娠合并心脏病(包括妊娠前已有心脏病及妊娠后发现或发生心脏病)是孕产妇死亡的重要原因,在我国占孕产妇死亡原因第二位,我国 1992 年报道其发病率为 1.06％,主要类型有先天性心脏病、风湿性心脏病、妊娠期高血压性心脏病、围生期心肌病等。

【病理生理】

1.*对母亲的危害性*　妊娠后血容量的增加以及血流动力学的急剧变化大大加重心脏的负担,在妊娠 32～34 周、分娩期及产后 3 日内是全身血液循环变化最大、心脏负担最重的时期,极易诱发心力衰竭和心律失常,严重者甚至造成死亡。妊娠合并心脏病对孕妇的主要影响为心力衰竭、亚急性感染性心内膜炎、缺氧、发绀,静脉栓塞和肺栓塞。

2.*对胎儿的危害性*　不宜妊娠的心脏病患者一旦妊娠或妊娠后心功能恶化者,流产、早产、死胎、胎儿生长受限、胎儿窘迫及新生儿窒息的发生率均明显增高。一部分先天性心脏病与遗传因素有关。

【诊断】

1.*妊娠合并心脏病的诊断*

(1)病史:妊娠前有心悸、气急或心力衰竭史;体栓曾被诊断有器质性心脏病;曾有风湿热病史。

(2)症状:有劳力性呼吸困难、经常性夜间端坐呼吸、咯血、经常性胸闷胸痛等。

(3)体征:以下体征提示有心脏病。①发绀、杵状指、持续性颈静脉怒张。②心脏听诊有舒张期杂音或Ⅲ级或Ⅲ级以上全收缩期杂音,性质粗糙。③有心包摩擦音、舒张期奔马律、交替脉。

(4)X线、心电图及超声心动图的改变:X线提示心脏显著扩大;心电图有严重的心律失常,如心房颤动、心房扑动、三度房室传导阻滞、ST 段及 T 波异常改变等：超声心动图显示心腔扩大、心肌肥厚、瓣膜运动异常、心内结构异常。

2.心功能分级　纽约心脏病协会（NHYA）1994年开始采用以下两种并行的心功能分级方案。

（1）依据患者对一般体力活动的耐受程度，将心脏病患者心功能进行分类。

Ⅰ级：一般体力劳动不受限制。

Ⅱ级：一般体力劳动略受限制，休息时无症状，活动后心悸、轻度气短。

Ⅲ级：一般体力劳动显著受限，休息时无不适，轻微日常工作即感不适、心悸、呼吸困难，或既往有心力衰竭史。

Ⅳ级：不能进行任何活动，休息时仍有心悸、呼吸困难等心力衰竭征象。

（2）根据心电图、负荷试验、X线、超声心动图等客观检查结果，评估心脏病的严重程度。

A级：无心血管病的客观依据。

B级：客观检查表明属于轻度心血管病患者。

C级：属于中度心血管病患者。

D级：属于重度心血管病患者。

【处理】

1.心脏病　育龄妇女应行孕前咨询，明确心脏病类型、病变程度、心功能状态，并确定能否妊娠。

2.妊娠期处理

（1）凡妊娠3个月以内有以下情况者应考虑人工流产终止妊娠。①心功能Ⅲ级或Ⅲ级以上者。②以往有心力衰竭史或伴有严重内科合并症。③肺动脉高压者。④慢性心房颤动。⑤高度房室传导阻滞。⑥并发细菌性心内膜炎。⑦先天性心脏病有明显发绀或肺动脉高压者。⑧活动性风湿热。妊娠12周以上者应与内科医师配合，严格监护下行钳刮术或中期引产。

（2）对于继续妊娠者，应注意以下几方面：①充分休息，避免过劳及情绪过度激动。②妊娠期应适当控制体重，整个妊娠期体重不超过10kg，高蛋白、高维生素、低盐、低脂肪饮食。③定期进行产前检查，妊娠20周前，每2周产前检查1次，妊娠20周后每周1次。检查内容除针对产科情况外，还应判断心脏病的性质和心功能的分级。④及时发现心力衰竭早期症状，如轻微活动后即出现胸闷、心悸、气短；休息时心率每分钟超过110次，呼吸每分钟超过20次；夜间经常因胸闷而坐起呼吸，或到窗口呼吸新鲜空气；肺底部出现少量持续性湿啰音。⑤预防感染，尤其是上呼吸道感染；纠正贫血；治疗心律失常；防治妊娠期高血压疾病和其他合并症及并发症。⑥住院治疗,心功能Ⅲ级或Ⅲ级以上者,应立即住院治疗,心功能正常者应在预产期前1~2周住院待产,未临产的心力衰竭患者应先住入内科病房处理,待病情稳定,临近预产期可转入本科待产。⑦选择性剖宫产术,由于子宫下段剖宫产术是一种较为安全的分娩方式,因而对于心脏病患者,可就其骨盆情况、胎儿大小及其病情做出综合判定,估计从阴道分娩有一定困难者,可在胎儿成熟后尽早行选择性剖宫产术娩出胎儿,避免进入产程后的血流动力学变化更加加重病情,有心力衰竭者可在心力衰竭控制的情况下进行。

3.分娩期处理

(1)第一产程:首先应根据患者的子宫颈评分情况、胎儿大小、骨盆情况及其病情综合评估决定分娩方式,估计胎儿短期内可从阴道分娩者,可行阴道试产,其间监测生命体征和心力衰竭征象;估计短期间不能经阴道分娩者,宜在控制心力衰竭的情况下尽早行剖宫产术。非产科因素的剖宫产指征有:主动脉根部扩张>45mm的马方综合征,分娩期使用华法林、突发血流动力学恶化、严重的肺动脉高压和严重的主动脉狭窄。

(2)第二产程:以缩短产程为原则。

1)宫颈口开全后应避免产妇用力屏气增加腹压,应行会阴侧切术、胎头吸引或产钳助产术。

2)胎儿娩出后,立即用沙袋压迫腹部,防止腹压骤降而导致心力衰竭,24小时后去除沙袋。

3)产后酌情肌内注射地西泮。

(3)第三产程:继续严密监测生命体征和心力衰竭征象,对于宫缩不良者可用缩宫素10~20U,禁用麦角新碱,以防静脉压增高。

4.产褥期处理

(1)继续严密监测患者生命体征和心力衰竭征象。

(2)保证产妇充分休息。

(3)继续应用广谱抗生素预防感染,直至产后1周左右,无感染征象时停药。

(4)心功能Ⅲ级以上者不宜哺乳。

(5)产前、产时有心力衰竭者,产后继续用强心药。

(6)产后至少住院2周,如无心力衰竭,一般情况尚好,可酌情提前出院。

(7)不宜妊娠者,应严格避孕或行绝育术。

第二节　妊娠合并病毒性肝炎

病毒性肝炎为多种病毒引起的以肝脏病变为主的传染性疾病,致病病毒包括甲型(HAV)、乙型(HBV)、丙型(HCV)、丁型(HDV)和戊型(HEV)五种病毒。妊娠合并病毒性肝炎的发病率为 0.8%～17.8%,以乙型肝炎最为常见,可发生于妊娠的任何时期。

【妊娠对病毒性肝炎的影响】

妊娠不增加对肝炎病毒的易感性,但妊娠期新陈代谢率高,营养消耗增多,肝脏负担加重,易使病毒性肝炎病情加重、复杂,增加诊断和治疗的难度,妊娠期限越晚,越易发展成为重症肝炎。

分娩期间,由于体力消耗、出血、缺氧等引起代谢障碍,导致肝细胞缺血坏死。分娩后 1～3 天,部分患者的肝功能进一步下降,多 DIC 产后 2 周肝功能恢复正常。

【病毒性肝炎时妊娠的影响】

1.对母体的影响　妊娠早期合并病毒性肝炎,可使早孕反应加重,晚期合并肝炎,可使妊娠期高血压疾病的发病率增加。分娩时,因凝血因子合成减少,易发生产后出血;若为重症肝炎,常并发 DIC,出现全身出血现象,直接威胁母婴生命。

2.对胎儿的影响　妊娠合并病毒性肝炎使流产、早产、死胎、死产、胎儿畸形的发生率明显增高,新生儿患病率和死亡率也增高;围生期感染的婴儿,一部分将转为慢性病毒携带状态。

3.传播方式　甲型肝炎病毒(HAV)及戊型肝炎病毒(HEV)主要通过分娩过程中接触母血,吸入羊水或受粪便污染而感染,不能通过胎盘屏障传给胎儿;乙型肝炎病毒(HBV)主要通过宫内传播、产时传播及产后接触母乳及母亲唾液等途径传播;丙型肝炎病毒(HCV)在母婴间垂直传播率 4%～7%,妊娠晚期感染丙肝病毒,约 2/3 发生母婴传播;丁型肝炎病毒(HDV)通过体液、血行或注射途径传播,需同时有乙型肝炎病毒感染。

【诊断】

1.病史　有与病毒性肝炎患者密切接触史,半年内有输血、注射血制品史。

2.潜伏期　甲型肝炎为 2～7 周;乙型肝炎为 1.5～5 个月;丙型肝炎为 2～26 周;丁型肝炎为 4～20 周;戊型肝炎为 2～8 周。

3.临床表现　患者出现不能用早孕反应或其他原因解释的消化系统症状,如食欲减退、恶心、呕吐、肝区疼痛、乏力等;部分患者有皮肤巩膜黄染、尿色深黄,妊娠早期、中期可触及肝大,肝区触痛或叩击痛。

4.辅助检查

(1)血清谷丙转氨酶增加,血清胆红素增加,尿胆红素阳性。

(2)病原学检查:甲型肝炎抗体(抗 HAV-IgM)、丙型肝炎抗体(抗 HCV-IgM)检查,以及乙型肝炎病毒的两对半检查(HBsAg、HBsAb、HBcAb、HBeAg 和 HBe-Ab)。

5.肝炎病毒病原学检查的临床意义

(1)抗 HAV-IgM 阳性:提示甲型肝炎(HAV)急性感染。

(2)抗 HCV-IgM 阳性:提示丙型肝炎(HCV)急性感染。

(3)HBsAg 阳性:HBV 感染标志,见于乙型肝炎患者或病毒携带者。

(4)抗 HBsAb 阳性:提示过去曾感染过 HBV(或行过预防注射)。

(5)抗 HBc-IgM 阳性:提示处于乙型肝炎病毒复制阶段。

(6)HBeAg 阳性:提示血中大量 HBV 存在,目前传染性极强。

(7)抗 HBeAb 阳性:提示处于 HBV 感染恢复期,传染性较弱。

6.妊娠合并急性重症肝炎的诊断要点

(1)消化道症状严重,表现食欲极度减退,频繁呕吐,腹胀,出现腹水。

(2)黄疸迅速加深,血清总胆红素值$>171\mu mol/L$。

(3)出现肝臭气味,肝呈进行性缩小,肝功能明显异常,酶胆分离,白/球蛋白倒置。

(4)凝血功能障碍,全身出血倾向。

(5)迅速出现肝性脑病表现,烦躁不安、嗜睡、昏迷。

(6)肝肾综合征出现急性肾衰竭。

【治疗】

1.轻症肝炎　妊娠期处理原则与非妊娠期是相同的。

(1)注意休息。

(2)加强营养,补充高维生素、高蛋白、足量糖类,低脂肪饮食。

(3)预防感染。

(4)进行护肝治疗,避免使用肝毒性药物。

(5)有黄疸者应立即住院,按重症肝炎处理。

2.重症肝炎

(1)保护肝脏:高血糖素-胰岛素-葡萄糖联合应用能改善氨基酸及氨的异常代谢,有防止肝细胞坏死和促进肝细胞新生的作用。

(2)预防及治疗肝昏迷:口服新霉素或甲硝唑、醋谷胺、六合氨基酸等降低血氨治疗。

(3)凝血功能障碍的防治:补充凝血因子、输新鲜血、凝血酶原复合物、纤维蛋白原、抗凝血酶和维生素 K_1 等。

(4)并发肾衰竭:按急性肾衰竭处理。严格限制入液量,一般每日入量为500ml 加前一日尿量。呋塞米 $60\sim80mg$ 静脉注射,多巴胺或山莨菪碱(654-2)静注,扩张肾血管,检测血钾浓度,避免应用损害肾脏的药物。

3.产科处理

(1)妊娠期:妊娠早期若为轻症应积极治疗,可继续妊娠慢性活动性肝炎妊娠后对母儿威胁较大,应适当治疗后终止妊娠;妊娠中晚期,尽量避免终止妊娠,避免手术、药物对肝脏的影响。给予维生素 C 和维生素 K,加强胎儿监护,注意防治妊娠期高血压疾病,经治疗病情仍进展者,考虑终止妊娠。

(2)分娩期:分娩前数日肌内注射维生素 K_1,每日 $20\sim40mg$。尽量缩短第二产程,注意防止产道损伤和胎盘残留,减少产后出血情况;对于重症肝炎者,经积极控制 24 小时后迅速终止妊娠,以剖宫产术为宜,术后注意加强宫缩,严密观察,及时对症处理。

(3)产褥期:采用对肝脏损害小的广谱抗生素,控制感染,密切观察病情变化,给予相应的对症处理。母血 HBaAg、HBeAg、抗-HBc 抗体 3 项阳性及后 2 项阳性孕妇,均不宜哺乳。乳汁 HBV-DNA 阳性者不宜哺乳。

第三节　妊娠合并糖尿病

妊娠期间的糖尿病包括两种情况:糖尿病合并妊娠和妊娠期糖尿病。

糖尿病合并妊娠是指在原有糖尿病的基础上合并妊娠者,或者非妊娠期为隐性糖尿病,妊娠后发展为临床糖尿病(即出现糖尿病表现在先,妊娠在后)。

妊娠期糖尿病(CDM)是指妊娠期首次发现或发病的糖尿病(即妊娠在先,出现糖尿病表现在后)。由于从妊娠早期开始胎儿不断从母体中摄取葡萄糖,使孕妇血糖水平低于非妊娠期,随着妊娠进展,葡萄糖代谢率不断增高,所需的胰岛素也相应增加。如果胰岛素分泌相对不足或胰岛素抵抗,则其平衡失调,表现为糖耐量增高甚或糖尿病。大多数 GDM 患者产后糖代谢异常能恢复正常,但 $20\%\sim50\%$ 将来发展成真性糖尿病,应引起重视。

【病理】

(一)妊娠对糖尿病的影响

1.妊娠期　拮抗胰岛素的激素分泌增多,主要为胎盘分泌的胎盘泌乳素、雌激素、孕激素、肾上腺皮质激素等,故母体对胰岛素的需要量较非妊娠期增加 1 倍,加上胎盘泌乳素的脂解作用,使外周脂肪分解为糖类和脂肪酸,容易发生酮症酸中毒。另一方面,妊娠期由于血容量增加,血液稀释,则有胰岛素相对不足,并且肾小球滤过率增多、肾小管对糖的再吸收减少,使肾排糖阈降低,尿糖增加,易使病情复杂化,影响对胰岛素需要量的正确计算。

2.分娩期　子宫收缩消耗大量糖原、临产后孕妇进食减少.容易发生酮症酸中毒。

3.产褥期　随着胎盘的排出及全身内分泌激素的逐渐下降至非妊娠期水平,胰岛素的需要量随之相应减少,如不及时减少用量,极易发生低血糖症。

(二)糖尿病对妊娠的影响

1.对孕妇的影响　CDM 者妊娠期血糖控制不满意时,常伴微血管病变,其并发妊娠期高血压疾病的概率较普通孕妇高 4～8 倍,子痫及其并发症的发生率亦相应增高。糖尿病患者白细胞存在多种功能缺陷,杀菌作用明显降低,妊娠期、产时及产后容易发生感染,甚至败血症。由于羊水中糖含量增高,刺激羊膜过多分泌羊水,故并发羊水过多者可达 8％～30％,容易发生胎膜早破和早产。胎儿体内糖含量的增高使巨大胎儿的发生率上升,因而手术产率增高。

2.对胎儿的影响　由于孕妇体内葡萄糖可通过胎盘进入胎儿体内,而胰岛素不能通过胎盘,使胎儿长期处于高血糖状态,刺激胎儿胰岛 β 细胞增生,产生大量胰岛素,蛋白质、脂肪合成增加,胎儿体内脂肪聚集,体重增加。同时畸形儿的发生率亦相应增高。另外,糖尿病患者常由于严重的血管病变及产科并发症,子宫胎盘血液循环障碍,死胎、死产发生率增高。胎儿出生后由于母体血糖供应迅速中断,而新生儿自身处于高胰岛素状态,极易发生反应性低血糖,并且由于肺泡表面活性物质不足而并发新生儿呼吸窘迫综合征,新生儿死亡率极高。

【诊断】

糖尿病合并妊娠的诊断不太困难,而妊娠期糖尿病(CDM)患者常无明显症状,有时空腹血糖及尿糖也可正常,诊断容易漏诊、延误治疗。

1.GDM 筛查及诊断

(1)病史和临床表现:典型患者常表现为多饮、多食、多尿及反复发作的外阴阴道真菌感染;常有糖尿病家族史、多囊卵巢综合征、孕前体重＞90kg、胎儿出生体重

＞4kg、既往可有不明原因的流产、死胎、死产、巨大胎儿、畸形儿等病史；本次妊娠胎儿偏大或羊水过多者应警惕患糖尿病。

（2）口服葡萄糖耐量实验（OGTT）：妊娠早期空腹血糖 5.1～7.0mmol/L，在24～28周或以后（就诊晚者）直接进行 75g OGTT，不再推荐妊娠期 50g 葡萄糖负荷实验（GCT）。

75g OGTT 诊断标准：口服葡萄糖 75g，测空腹血糖及服糖后 1 小时、2 小时血糖值，分别为为 5.1mmol/L、10.0mmol/L、8.5mmol/L（92mg/dl、180mg/dl、153mg/dl），其中任何一点达到或超过上述标准即诊断为 GDM。

（3）医疗资源缺乏地区，24～28 周检查空腹血糖，若空腹血糖＞5.1mmol/L，可直接诊断为 GDM；空腹血糖＜4.4mmol/L，可暂不做 OGTT；空腹血糖 4.4～5.1mmol/L者，做 OGTT。

2.糖尿病合并妊娠的诊断

（1）妊娠前已确诊为糖尿病患者。

（2）妊娠前未进行过血糖检测的孕妇，存在高危因素，首次检查达到以下任何一项标准应诊断为糖尿病合并妊娠：糖化血红蛋白≥6.5％；空腹血糖≥7.0mmol/L；OGTT 2 小时≥11.1mmol/L；伴有典型的高血糖或高血糖危象症状，同时任意血糖≥11.1mmol/L。

【妊娠合并糖尿病的分期】

White 分类法，有利于估计病情程度、判断预后。

A 级：妊娠期糖尿病。

A1 级：单纯膳食治疗即可控制血糖。

A2 级：需用胰岛素控制血糖。

B 级：20 岁以后发病，病程＜10 年。

C 级：发病年龄 10～19 岁，或病程长达 10～19 年。

D 级：10 岁以前发病，或病程≥20 年，或眼底单纯性视网膜病变。

F 级：糖尿病性肾病。

R 级：眼底有增生性视网膜病变或玻璃体积血。

H 级：并发冠状动脉粥样硬化性心脏病。

T 级：有肾移植史。

【治疗】

处理原则为维持血糖正常范围，减少母儿并发症，降低围生儿死亡率。

1.妊娠期处理

(1)妊娠期监护:严密监护血糖、尿糖及酮体、糖化血红蛋白、眼底检查和肾功能等。妊娠早期、中期采用超声波及血清学筛查胎儿畸形。妊娠 32 周起可采用 NST、脐动脉血流测定及胎动计数等判断胎儿宫内安危。

(2)血糖监测:①推荐每日监测血糖,孕妇每日监测血糖 4 次(空腹及餐后 2 小时)。建议标准:CDM 者餐前≤5.3mmol/L,餐后 1 小时≤7.8mmol/L,餐后 2 小时≤6.7mmol/L;DM 者餐前、睡前、夜间控制在 3.3～5.6mmol/L,餐后血糖峰值在 5.4～7.1mmol/L。②尿糖及酮体测定。③糖化血红蛋白测定:1～2 个月测 1 次,使其控制在≤6％水平,理想水平是≤5.5％。

(3)血糖控制:①饮食控制,低糖低盐,每日能量约 125kJ/kg(30kcal/kg),补充维生素、钙和铁剂,以控制在上述水平且孕妇无饥饿感为宜,辅以适量运动。如血糖仍控制不佳,则需药物治疗。②药物治疗选用胰岛素,常采用速效胰岛素或速效中效混合制剂,应从小剂量开始,根据血糖水平调节。随孕周增加,胰岛素用量应不断增加,高峰时间在妊娠 32～33 周,一部分患者妊娠晚期胰岛素用量减少;产程中,孕妇血糖波动大,应停用所有皮下注射胰岛素,每 1～2 小时检测一次血糖;产褥期,随胎盘排出,体内抗胰岛素物质急骤减少,胰岛素用量应减少至产前的1/3～1/2,并根据产后空腹血糖调整用量。③妊娠合并糖尿病酮症酸中毒时,应立即给予小剂量胰岛素持续静滴降低血糖,纠正代谢紊乱,补液改善循环血容量和组织灌注,纠正电解质紊乱,去除诱因,酮体转阴后可改为胰岛素皮下注射。

2.终止妊娠

(1)有下列情况者应终止妊娠:糖尿病血糖控制不满意,伴血管病变,合并重度子痫前期,严重感染,胎儿宫内生长受限,胎儿窘迫,胎儿畸形等。

(2)终止妊娠的时间以妊娠 38～39 周为宜,患者应在妊娠 32 周后住院治疗。同时放宽剖宫产指征,手术采用连续硬膜外麻醉,如用局部麻醉则不用肾上腺素。术前给予地塞米松 10mg/d,连续 2 天,以防止发生新生儿呼吸窘迫综合征。并在术前控制血糖在 4.44～6.66mmol/L,基本纠正水电解质紊乱,尿酮阴性。

(3)新生儿均按早产儿处理,因新生儿易发生反应性低血糖,故应于娩出后 30 分钟开始定时喂服葡萄糖水,多数新生儿在产后 6 小时内血糖恢复正常,应严密观察并酌情处理。

3.产后随访　产后 6～12 周及以后每 3 年作 1 次 OGTT,高危因素者增加检查次数。

第四节　妊娠合并慢性肾炎

妊娠期慢性肾小球肾炎,又称慢性肾炎,多由急性原发性肾小球肾炎发展而来,临床表现以蛋白尿、血尿、水肿、高血压为主,妊娠可使其逐渐加重。在妊娠合并高血压的患者中,约有 20% 有肾脏的病变。

【病理】

1.妊娠期泌尿系统的变化　妊娠后,孕妇及胎儿代谢产物增多,肾脏负担加重,肾脏略增大约 1cm,肾血浆流量(RPF)及肾小球滤过率(CFR)于妊娠早期均增加,至妊娠末期时,RPF 比非妊娠期增加 35%,GFR 增加 65%。并且由于醛固酮、肾素、孕酮、雌激素的增加以及增大的子宫压迫骨盆入口处的输尿管,使肾盏、肾盂、输尿管扩张,容易继发肾盂肾炎。

尽管妊娠期 RPF、GFP 增加,但是尿素氮及肌酐的产生并无明显相应增加,故血中尿素氮和肌酐的含量相对降低,约为 3.11mmol/L(8.7mg/dl)和 40.66μmol/L(0.46mg/dl),低于非妊娠期的 4.64mmol/L(13mg/dl)和 59.23μmol/L(0.67mg/dl)。

2.妊娠与慢性肾炎的相互影响　妊娠使肾小球原有的病变加重。妊娠后,血液处于高凝状态,易发生纤维蛋白沉积和肾小球新月体的形成,由于肾脏病变可导致高血压的发生,肾脏缺血缺氧、病变加重,并容易并发妊娠期高血压疾病,进一步加剧肾脏的病变,可发生严重的肾衰竭或肾皮质坏死,导致尿毒症、死亡。妊娠前已有慢性肾炎者,妊娠往往会使病情进一步恶化。

慢性肾炎对胎儿的生长发育有明显的影响,视病情程度而有所不同。在病变早期,如仅有蛋白尿而无高血压,肾功能损害较轻,血肌酐不超过 132.6μmol/L(1.5mg/dl)时,对母儿影响不大;然而病程较长者由于胎盘绒毛表面纤维素样物质沉积,胎盘功能减退,子宫胎盘血液循环障碍,可致胎儿宫内发育迟缓.甚至胎死宫内。如孕妇存在高血压、高氮质血症,肌酐>132.6μmol/L(1.5mg/dl),随妊娠的进展肾功能极容易恶化,流产、早产、死胎、死产的发生率亦随之增多。血压愈高,血肌酐越高,对母儿的危害就越大。

【诊断】

1.临床表现　多种多样,可无症状,亦可有水肿、高血压或少尿、无尿等肾功能不全的症状,可有急性肾小球肾炎史,但部分病例无急性期病史。

2.鉴别诊断　本病由急性肾炎发展而来,多有相应急性表现:蛋白尿、水肿,可有血尿或伴有管型,病情发展常有贫血、高度水肿、高血压、肾功能不全。如发病前有链球菌感染史,则诊断不太困难,但应与以下几种疾病相鉴别。

(1)妊娠期高血压疾病:一般在妊娠 28 周后发病,多为年龄较轻的初孕妇,血压一般<200/120mmHg(26.7/16.0kPa),常有头痛、头晕、视物模糊等自觉症状,水肿多在下肢,眼底检查有小动脉痉挛及视网膜水肿,尿蛋白常有,一般无管型,血尿酸增高。而妊娠期慢性肾炎者则相反,常在非妊娠期有急性肾炎病史,发病早,一般无头痛、头晕,水肿除下肢外,面部尤其是眼睑水肿明显,并与体位有关,眼底动脉硬化屈曲、动静脉压迹,视网膜棉絮状渗出或出血,尿蛋白多,可有红细胞,管型较为多见,有低蛋白血症及高胆固醇、高尿素氮血症。

(2)慢性肾炎者合并妊娠期高血压疾病:原有慢性肾炎的孕妇,于妊娠 20 周后,血压较原来水平升高≥30/15mmHg(4/2kPa)、尿蛋白含量增多、水肿加重或者伴有肾功能减退,可考虑此病。

(3)慢性高血压:有高血压病史,一般无明显水肿及蛋白尿,眼底可见小动脉硬化,肾功能无大改变,产后血压不能恢复至正常。

【治疗】

1.低蛋白低磷饮食　为降低血尿素氮和减轻肾小球的高灌注、高压、高滤过状态,宜进食低蛋白低磷和低钠饮食,其蛋白质含量每日低于 40g,给予含丰富必需氨基酸的高质量蛋白质,可每日静脉滴注复方氨基酸 250ml,并补充 B 族维生素及维生素 C,以防止肾小球硬化。

2.控制血压　缓慢降低和控制血压是防止病情恶化的关键。

3.预防感染　纠正水电解质紊乱与酸碱平衡失调,禁用肾毒性药物。

4.适时终止妊娠　妊娠期密切动态监测血清尿素氮和肌酐变化,如妊娠前肌酐>265.2μmol/L(3mg/dl)或尿素氮>10.71mmol/L(30mg/dl),母儿死亡率极高,不宜妊娠,如已妊娠,则应及早终止妊娠;如血清肌酐<132.6μmol/L(1.5mg/dl),妊娠后不再继续升高,可在严密动态监护下继续妊娠,同内科医师协同治疗,同时要积极防止并发妊娠期高血压疾病,妊娠 28 周后应住院治疗,密切观察肾功能的变化,如肾功能恶化,则立即终止妊娠。妊娠 32 周后,胎儿有存活的希望,如有良好的新生儿监测条件,一旦胎盘功能减退,应及时行剖宫产终止妊娠,以免胎死宫内,同时进行绝育手术。

第五节　妊娠合并甲状腺功能亢进症

甲状腺功能亢进症(甲亢),发生率0.02%～0.1%,患者妊娠后对胎儿和孕妇本身都会带来一定的影响,甚至引起甲亢危象,属高危妊娠范畴,应予以高度重视。

【病理】

1.妊娠对甲亢的影响　妊娠可使甲亢患者的心血管系统症状加重,甚至出现心力衰竭和甲亢危象,这是由于胎盘分泌的促甲状腺激素释放激素(TRH)和绒毛膜促性腺激素(HCG)加重甲状腺激素的分泌所致。

2.甲亢对妊娠的影响　轻度或经治疗得到控制的患者,对妊娠的影响较小。重度或经治疗不能控制的患者,妊娠期容易引起流产、早产、死胎、妊娠期高血压疾病,产时容易出现宫缩乏力、产后出血,并易继发产褥感染。如产妇服用硫脲类药物可通过胎盘进入胎儿体内,引起胎儿甲状腺功能减退、甲状腺肿、畸形等。患者血液内的长效甲状腺素为一种免疫球蛋白,可通过胎盘进入胎儿体内,导致胎儿一过性甲亢,可持续至产后3～4周。先天性甲亢者,围生儿死亡率高。

【临床表现】

发病常缓慢,时间不定,感染和精神刺激可致急性发作。临床表现轻重不一。

1.症状患者常表现为高代谢症群和多系统异常,如怕热多汗、食亢善饥、情绪激动、失眠心悸、心律不齐、腹泻等,常在妊娠早期加重,中期后趋于稳定。

2.典型者常有甲亢三征,即高代谢率征、弥漫性对称性甲状腺肿、突眼症,此三征的程度及先后可不平行。甲状腺肿大者可闻及血管杂音,心率常大于100次/分,有房颤、房扑者可叩及震颤,重者有消瘦、乏力、恶病质等,易并发妊娠期高血压疾病、IUGR。

在分娩、手术、感染以及其他各种应激情况下,可发生甲亢危象:持续高热39℃以上,心率>140次/分,甚至高于160次/分,收缩压增高而舒张压变化不大使脉压增大,房颤或房扑,患者焦躁、大汗淋漓、恶心、厌食、呕吐、腹泻、大量失水致虚脱、休克,甚至昏迷,少数伴有黄疸,重者可随时出现心力衰竭、肺水肿、多系统脏器功能衰竭。孕产妇死亡率极高。

【诊断】

1.病史　患者常于孕前即有甲亢病史,妊娠后常常症状加重。

2.临床表现　典型者常有上述症状和体征,则基本可以确诊。

3.辅助检查　甲亢患者基础代谢率(BMR)升高,但其准确率只有 50%,目前已经很少应用。在检查甲状腺功能的试验中,其诊断价值高低,依次排列是 FT_3＞FT_4＞TT_3＞TT_4,妊娠期禁用甲状腺[131]I 试验。妊娠期间由于甲状腺功能生理性亢进,故妊娠合并甲亢的实验室诊断标准较非妊娠期甲亢有所提高(表 9-1)。

表 9-1　妊娠合并甲亢实验室诊断标准

检查项目	非孕妇女	妊娠妇女	妊娠合并甲亢
BMR(%)	＜+15	+20～+30	＞+30
TT_3(nmol/L)	1.8～2.9	轻度增高	明显增高
TT_4(nmol/L)	64～167	轻度增高	明显增高
FT_3(pmol/L)	6.0～11.4	轻度增高	明显增高
FT_4(pmol/L)	18～38	轻度增高	明显增高
TSH(mU/L)	2～20	正常	正常或轻度降低
TBC(mg/L)	13～25	轻度增高	明显增高

【治疗】

1.一般治疗　妊娠伴甲亢一般不是终止妊娠的适应证,通过治疗绝大多数患者都能安度妊娠和分娩,除非并发甲亢性心脏病以及高血压等重症者,才考虑终止妊娠。妊娠期应予以充分休息,补充足够热量和营养物质,适当使用镇静药。对甲亢孕妇的治疗,既要控制甲亢的发展,又要保障胎儿的正常发育和生长。妊娠期严禁使用放射性[131]I 和[125]I 进行诊断和治疗,因胎儿甲状腺已有摄碘和合成甲状腺素的功能,并且对促甲状腺素有反应。

2.抗甲状腺药物治疗　宜小剂量应用抗甲状腺素药物,切勿过量,剂量一般为非妊娠时的半量,用药过程中应根据症状、体征、T_3、T_4 等调整用量,不可骤然停药。常用药物有丙硫氧嘧啶、甲巯咪唑、卡比马唑等。丙硫氧嘧啶能阻断 T_4 转变为 T_3,可较快地控制甲亢,并且不易通过胎盘,为首选药物。一般 300mg/d,分 3次口服,逐渐减至 25～50mg/d,抗甲状腺药物治疗应注意:①剂量不宜过大,应将 TT_4 控制在正常妊娠时中度增高水平,以免发生甲减和流产。②抗甲状腺药多可通过胎盘,引起胎儿甲减,应在病情稳定后逐渐减量,每 1～2 周递减 1/3 量,以能控制症状的最小剂量为维持量。甲亢的程度和用药剂量的关系可参考(表 9-2)。

表 9-2　甲亢程度与用药剂量关系

甲亢程度	BMR(%)	HR(次/分)	丙硫氧嘧啶(mg/d)
轻度	<+30	<100	200~300
中度	+30~+60	100~120	300~400
重度	>+60	>120	400~500

对有明显心率过快及血压增高者,宜加用 β 受体阻断药,采用美托洛尔 100mg/d,效果良好。

3.手术治疗　凡甲状腺肿大有明显压迫症状、药物治疗失败、可疑恶变者,应考虑手术治疗。手术时间以妊娠 16~20 周为宜,术前应做碘剂快速准备。目前采用内镜手术切除甲状腺已获得成功,技术上已经成熟,效果显著,术后恢复优于传统手术,且不影响美观。

4.产科处理

(1)妊娠期:加强围生期孕妇及胎儿的监护,如出现 IUGR 应进行对症处理,补充氨基酸、维生素等,妊娠 32 周后每周胎心监护一次。在妊娠 37~38 周时住院待产,并与内科共同协助治疗。

(2)分娩期:无产科并发症及其他合并症者,可考虑经阴道分娩,临产后适当给予镇静及精神安慰,吸氧,注意补充能量,缩短第二产程,必要时行手术助产。如有产科并发症及其他合并症者,应放宽剖宫产手术指征,术前应控制心率<100 次/分及基础代谢率<+30。产后均常规使用广谱抗生素预防感染,防止产后出血,注意甲状腺危象的发生。注意胎儿娩出后,避免使用前列腺素类药物止血,如卡孕栓、米索前列醇等,以免诱发甲亢的发生。

(3)产褥期:部分患者产后病情加重,不但需要继续用药,而且要增加药量。PTU 可以通过乳腺到达乳汁,但乳汁含 PTU 量很少,24 小时内乳汁含量为母亲口服量的 0.07%,因此产后哺乳是安全的。如能定期监测新生儿甲状腺功能则更理想。

(4)新生儿处理:对新生儿应仔细检查甲状腺,必要时可测脐血中 T_3、T_4 值,有异常者积极处理。

5.甲亢危象的处理

(1)采用物理降温(冰袋、冰枕、酒精擦浴)和药物降温(双氯芬酸、氨基比林等),必要时可行人工冬眠。

（2）丙硫氧嘧啶剂量加倍，以阻断甲状腺激素的合成，症状缓解后立即减量。

（3）给予 PTU 后 1 小时，开始口服饱和碘化钾溶液，5 滴/次，4 次/天，每日 20～30 滴，以抑制甲状腺激素向血中释放。10％葡萄糖 500ml＋碘化钠溶液 0.5～ 1.0g 静脉滴注。病情好转后减量，一般使用 3～7 日停药。

（4）心率过快者可口服普萘洛尔 10～20mg，每天 3 次，以控制心率。

（5）纠正水电解质紊乱、酸碱平衡失调。

（6）地塞米松 10～30mg 静脉滴注，并补充营养、维生素，吸氧。

（7）未分娩者应在病情控制后 2～4 小时结束分娩，最好是行剖宫产术，术后使用大剂量广谱抗生素预防感染。

第六节　妊娠合并阑尾炎

急性阑尾炎是妊娠期较常见的外科合并症之一，占妊娠合并外科腹部手术的 2/3，发生率为 1/2000～1/1000，妊娠 24 周前发生者多见。由于妊娠子宫的不断增大，使阑尾的位置亦不断发生改变，增加了诊断的困难，临床误诊率高达 27％，流产率为 11.1％。由于妊娠期阑尾炎的病情发展极快，容易发生阑尾穿孔、腹膜炎等，故早期诊断、及时处理尤为重要。

【病理】

1.妊娠期阑尾位置的改变情况随着妊娠的进展，不断增大的子宫将盲肠和阑尾推向外上方。妊娠 12 周末，阑尾位于髂棘下 2 横指，20 周末在髂棘水平，32 周末在髂棘上 2 横指，孕足月时可达右肋弓肝下缘，产后随着子宫的复旧而逐渐下降，至产后 10 天回复到原来位置。

2.妊娠期阑尾炎的特殊临床表现妊娠期盆腹腔脏器充血，炎症发展较非妊娠期快，易发生化脓、坏死和穿孔，并且由于增大子宫的推移，穿孔后不易局限，极易造成弥漫性腹膜炎。且炎症刺激子宫浆膜，可诱发子宫收缩，导致流产、早产或强直性子宫收缩，细菌毒素亦可导致胎儿缺氧窒息死亡。

【诊断】

（一）临床表现

1.早期妊娠合并阑尾炎　右下腹疼痛不一定呈转移性，伴有发热、恶心、呕吐、腹泻较少，如诱发流产者在持续性右下腹疼痛的基础上，还有阵发性腹痛，为节律性子宫收缩所致，极易与原发症状相混淆。体检下腹有压痛和反跳痛，麦氏点处最为明显,伴有腹肌紧张,化验白细胞及中性粒细胞增高等。病史、症状及体征与非妊娠期阑尾炎相似。超声检测对阑尾炎、阑尾周围脓肿有一定的诊断价值。

2.中晚期妊娠合并阑尾炎　阑尾被增大的子宫推移,其压痛点则相应上升,有时甚至可达右肋下。如阑尾位于子宫后下方,往往局部腹膜炎体征不典型,容易误诊,应予注意。

（二）鉴别诊断

1.早期妊娠合并阑尾炎典型的阑尾炎诊断并不困难,但应注意与卵巢囊肿蒂扭转、异位妊娠破裂、子宫肌瘤变性、子宫扭转等相鉴别。

2.中晚期妊娠合并阑尾炎此时阑尾已发生移位,应与右侧卵巢囊肿蒂扭转、右侧输尿管结石、右侧肾盂肾炎、急性胆囊炎及胆囊结石相鉴别。

3.晚期妊娠合并阑尾炎需与急性胆囊炎及胆囊结石、胎盘早剥、子宫肌瘤红色变性相鉴别。

4.其他分娩期、产褥期需与子宫破裂、产褥感染相鉴别。此外,要注意与淋球菌感染、盆腔脓肿相鉴别。

【治疗】

妊娠合并阑尾炎,越近妊娠晚期,诊断越困难,疾病发展越快,处理不及时极易化脓穿孔,稍有延误,可危及孕妇及胎儿生命,应及早诊断、积极处理。

1.治疗原则　一旦确诊,应以手术治疗为主,尤其是怀疑阑尾化脓或穿孔者,应及早手术,否则发展为弥漫性腹膜炎、感染性休克,母儿均有生命危险。对于病情较轻的早期患者,要求保守治疗者,可使用对胎儿无危害性的抗生素,如青霉素每天800万~1200万U,至症状、体征消失,血象恢复正常后继续使用3~7天。保守治疗过程中如病情发展则应随时手术,切不可贻误时机。

2.麻醉及手术方式　选用连续硬脊膜外腔阻滞麻醉为宜,晚期妊娠者术中应防止仰卧位低血压综合征及缺氧。手术切口在早期妊娠者取麦氏切口,中期妊娠后亦取高于麦氏点的右侧腹直肌旁切口,约相当于子宫体上1/3处,并且孕妇取左斜30°卧位,使子宫向左移,有利于寻找阑尾。手术基本方式为阑尾切除术,一般不放置腹腔引流,以免刺激子宫。阑尾穿孔者,切除阑尾后尽量吸净脓液,根据情况可做戳创引流。脓液送细菌培养及药敏试验,使用大剂量、高效广谱抗生素。妊娠足月、胎儿已成熟者,可先行剖宫产术,再行阑尾切除术。如选择腹膜外剖宫产缝合子宫切口后再打开腹腔切除阑尾则更佳,可减少或避免宫腔感染的机会。

3.产科处理　对要求继续妊娠且无产科并发症者,应予以宫缩抑制药行安胎治疗,如硫酸镁、沙丁胺醇、利托君(羟苄羟麻黄碱)、多力玛(复方孕烯二醇)、黄体酮、维生素 E、HCG 等,以防止发生流产和早产。如病情严重,阑尾穿孔导致弥漫性腹膜炎、盆腔感染严重波及子宫或胎盘者,可考虑行剖宫产加阑尾切除术的同时行子宫次全切除术,并做盆腔引流术。

第十章　产褥疾病

第一节　产褥感染

产褥感染是产褥期内生殖道受到病原体侵袭而引起的全身或局部的感染，是产褥期最常见的严重并发症，发病率为1‰～8‰。产褥期发热多由产褥感染导致。产褥病率是指分娩结束24h后至10d内，每天按标准方法用口表测量体温，每次间隔4h以上，凡体温两次或两次以上达到或超过38℃。产褥病率多由产褥感染所致，另乳腺炎、泌尿系统感染、呼吸系统感染等亦可引发。

与产褥感染发病有关的因素包括：剖宫产术、阴道助产手术、破膜时间延长、产程延长、贫血、肥胖、营养不良、临近预产期性交、宫内感染、子宫内胎儿监测、社会经济状况低、急诊手术、全身麻醉、产后出血、阴道指诊检查次数多、合并阴道炎、子宫颈炎、不良妊娠结局（死胎）、缺少产前保健等因素有关。

产后子宫感染的细菌常见：B组链球菌、粪肠球菌、大肠埃希菌及拟杆菌属细菌；其次为枸橼酸杆菌属、不动杆菌属和假单胞菌属细菌。外源性病原体如淋病奈瑟菌、A组链球菌、沙眼衣原体。产后子宫感染常由需氧菌和厌氧菌的多种细菌混合感染引起。

【诊断与鉴别诊断】

（一）临床依据

临床表现主要包括：发热、脉率增快、子宫压痛、阴道脓性分泌物、严重子宫炎表现。

1.轻型　产妇多在产后3～4d出现体温升高，多不超过38.5℃，脉搏稍快，伴下腹隐痛。因炎症主要在子宫内膜层，病变比较局限，表现为恶露增多、浑浊而有异味，子宫复旧延缓，宫底有轻度压痛、质较软。炎症如可及时控制、治疗，症状数日内消失。

2.重症　当病人抵抗力弱、病原菌毒力强时，病菌可大量繁殖而迅速扩散。产妇往往全身症状明显，寒战、高热、头痛、嗜睡。体格检查：恶露量增多，子宫复旧延迟伴子宫压痛。合并盆腔结缔组织炎时，产妇伴一侧或双侧下腹疼痛及肛门坠胀感，体格检查可发现宫旁一侧或双侧结缔组织增厚、触痛，也可有肿块形成。合并腹膜炎患者，体温持续于 40℃ 左右，全身中毒症状明显而出现全腹持续性疼痛和呕吐，体格检查下腹部有明显压痛、反跳痛及腹肌紧张，肠鸣音减弱甚至消失。合并腹腔、盆腔脓肿形成者，位置浅表者可触及有波动感的包块，触痛明显。

（二）检查项目及意义

1.血液检查：血常规、血 CRP 等感染指标检查，预示感染的严重程度，同时了解疾病进展和疗效。严重产褥感染时，血白细胞总数和中性粒细胞可无增高。血生化检查产妇是否同时合并低蛋白血症，以纠正机体抵抗力。必要时行血培养。

2.尿常规：排除泌尿道感染，如同时发现脓尿或菌尿，应针对性进行治疗。

3.宫颈、宫腔分泌物、脓肿穿刺物、后穹隆穿刺物做需氧、厌氧菌培养和药敏试验，确定病原体，指导药物治疗。

4.B 超、CT、MIR 等影像学检查，排除胎盘、胎膜残留，了解由感染形成的炎性包块、脓肿的位置和形状。

（三）诊断思路和原则

诊断主要依据病史和体格检查，结合实验室检查和细菌培养证据。鉴别诊断需排除常见的呼吸道感染、泌尿道感染、乳汁淤积、乳腺炎等产褥期发热。

1.泌尿系统感染　临床表现主要为尿频、尿急、尿痛，耻骨上不适，致病菌以 G-杆菌、大肠埃希菌多见，临床泌尿系感染 70%～80% 与插管有关。急性肾盂肾炎可表现为腰痛、肋脊角压痛，合并有全身感染症状（发热、寒战、头痛、恶心呕吐等）。

2.呼吸系统感染　约 70% 为病毒感染，临床表现以鼻塞、流涕、咽喉肿痛；咳嗽、咳痰；可有低热，发热多表现为术后当日或次日体温上升，可达 38℃ 以上。多伴头痛、咽痛、咳嗽等。对症治疗体温可很快下降。

3.乳汁淤积　多发于在产后 2～4d，主要原因为产后哺乳延迟，不完全吸空乳房，产后食用发奶食物，乳汁分泌过快，而乳腺管尚未全部通畅，致乳汁淤积。临床表现为乳胀、疼痛、体温升高，体格检查乳房发现质硬肿胀结块、乳房胀痛明显、排乳不畅，乳房表皮潮红及淋巴结肿大。乳汁淤积所致体温升高有以下特点：体温突然上升，达 38℃ 左右，但体温通常低于 39℃。经乳房护理，排出乳汁后体温很快下降，且发热一般不超过 24h。处理：即早哺乳，勤哺乳，哺乳后及时排空乳房，使乳汁处于流通状态，同时热敷、按摩、负压吸乳。

4.急性乳腺炎　为金黄色葡萄球菌感染所致，病因为乳汁淤积未及时处理或乳头破裂,临床表现为乳房疼痛、局部红肿、发热;寒战高热;淋巴结肿大及压痛。治疗:抗生素(青霉素类);患侧停止哺乳,排空乳房,脓肿切开引流。

5.药物热 由药物过敏所致的发热,体温可高达 39℃,甚至 40℃以上,伴有皮疹出现,但患者中毒症状不显著,一般情况良好。首次用药发热可经 10d 左右后发生,再次用药则发生较快。停用致敏药物后体温可自行下降至正常。

【治疗方案及选择】

1.一般治疗 加强营养,给予足够维生素、热量,高热予以物理降温,产妇宜取半卧位,利于恶露引流及炎症局限盆腔内。注意纠正水电解质紊乱,合并严重贫血者可输血或人血红蛋白以增强抵抗力。

2.抗生素治疗 首先根据临床表现及临床经验选用广谱抗生素,最好待细菌培养和药敏结果再做药物调整,同时需考虑药物对哺乳的影响。

使用原则:①选用广谱抗生素,同时能作用革兰阳性菌和阴性菌、需氧菌和厌氧菌;②给药时间和途径要恰当;③给药剂量充足,要保持血药有效浓度。

对于阴道分娩产后子宫轻度感染者可选择口服抗生素,中、重度患者,特别是剖宫产术后子宫感染者需选择静脉用或肌内注射抗生素。20 世纪 80 年代中后期选择广谱青霉素,如哌拉西林、头孢菌素及 β-内酰胺酶抑制药,如阿莫西林-克拉维酸、替卡西林-克拉维酸及头孢哌酮/舒巴坦等治疗产褥感染,针对厌氧菌可选用甲硝唑或替硝唑等。亚胺培南/西司他汀对引起产褥感染常见的耐药细菌如肠球菌、金黄色葡萄球菌、脆弱拟杆菌及铜绿假单胞菌等均有杀灭作用,宜作为保留抗生素,限用于盆腔脓肿及其他抗生素治疗无效的严重感染。

【病情与疗效评价】

抗生素治疗 2～3d,体温仍持续不退,腹部症状、体征无改善者,应考虑:

1.细菌耐药,根据药敏结果及时更换抗生素。

2.抗感染治疗剂量不当。

3.抗感染治疗时间晚。

4.诊断错误,重新评估病情,缜细的体格检查,鉴别诊断排除其他导致产褥期发热疾病。

5.盆腔或手术切口脓肿形成;可疑盆腔脓肿需行仔细的妇科检查及 B 超检查明确诊断。盆腔脓肿以子宫直肠窝陷窝脓肿为多见。根据脓肿位置可行经腹或后穹窿切开引流,若会阴部伤口或腹部切口感染则行切开引流术。

6.药物热。

第二节　剖宫产术后腹部伤口感染

感染高危因素包括:高龄、肥胖、糖尿病、营养不良、手术止血不良、血肿形成、缝线过密、异物残留、贫血、破膜时间长(>24h)、产程延长(>12h)、羊膜腔感染、手术时间过长、应用糖皮质激素或免疫抑制药,急诊剖宫产手术。

感染细菌种类常常与剖宫产手术中从羊水中培养的细菌相似,主要包括金黄色葡萄球菌、粪链球菌和大肠埃希菌,少数有A组链球菌、拟杆菌、芽孢梭菌等。

剖宫产后临床常见腹部伤口感染类型如下:

1.腹部切口脓肿　是最常见的感染类型,由A组溶血性链球菌以外的细菌感染所致。

2.腹部切口蜂窝织炎　常由A组溶血性链球菌感染所致。

3.腹部切口坏死性感染　是最严重的感染类型,由芽孢梭菌感染所致,其可释放大量外毒素导致正常组织特别是肌肉发生坏死。

【诊断与鉴别诊断】

1.腹壁切口蜂窝织炎　常在术后24h出现,患者表现为高热、心率增快,炎症范围可迅速扩大,发展为典型的蜂窝织炎。

2.腹壁切口脓肿　多在术后4d出现,患者常合并子宫感染,患者体温持续升高,腹壁切口疼痛、局部红肿、压痛,严重感染时局部组织坏死或切口裂口。

3.腹壁切口坏死性感染　最早出现的症状为进行性加重的疼痛。早期表现为切口局部水肿、压痛,局部引流液为污浊、有臭味的血清样液。伤口局部存有气体,在水肿部位可出现捻发音,随着伤口肿胀,邻近皮肤变为黄色或青铜色。可出现体温升高,但多低于38.3℃。此类型感染目前已较少见,但一旦出现,则感染十分严重,病死率较高,需及时有效应用抗生素。

腹部切口感染的诊断依据:局部红肿、压痛、流脓等。部分表现不典型的感染可以进行超声检查或穿刺检查,对穿刺液进行涂片革兰染色和细菌培养。

【治疗方案及选择】

治疗前首先要对感染伤口进行需氧菌和厌氧菌培养,同时取伤口分泌物涂片进行革兰染色初步确定致病菌为革兰阴性、阳性菌或混合感染。

1.腹壁切口脓肿　拆除伤口缝线,预防感染进一步扩散。抗微生物治疗常需联合应用抗生素或选用广谱抗生素,抗生素选择原则同子宫感染。

2.腹壁切口蜂窝织炎　此类型感染无需切开伤口和引流,关键为诊断和抗生素应用。临床多选择广谱抗生素,如氨苄西林/舒巴坦、头孢西丁、头孢唑肟等。

3.坏死性感染   对于芽孢梭菌感染者首选大剂量青霉素,过敏者则选用红霉素或氯霉素。怀疑非芽孢梭菌感染者,则加用克林霉素和氨基糖苷类抗生素。同时应尽早清创处理,切除被感染的组织。

4.感染类切口   不主张局部抗生素应用,建议全身应用抗生素。

【病情与疗效评价】

体温正常 24~48h;脉率正常 24~48h;手术切口部位无红肿、压痛及流脓;肠道功能恢复,可以常规进食;行动自如,可予出院。

第三节   血栓性静脉炎

产后血栓性静脉炎多发生在产褥感染的同时或之后,分为盆腔内血栓性静脉炎和下肢血栓性静脉炎。与血栓形成的因素有静脉内血流缓滞、静脉壁损伤和高凝状态。病原菌多为厌氧菌。

子宫胎盘附着面的血栓感染向上蔓延可引起盆腔内血栓性静脉炎,可累及卵巢静脉、子宫静脉、髂内静脉、髂总静脉及阴道静脉,尤以卵巢静脉最常见。病变常为单侧,左侧卵巢静脉炎可扩展至左肾静脉甚至左侧肾,右侧卵巢静脉炎则扩展至下肢静脉。子宫静脉炎可扩展至髂总静脉。下肢血栓性静脉炎系盆腔静脉炎向下扩展或继发于周围结缔组织炎症所致。

血栓性静脉炎的病程常持续较久,最后炎症消退,血栓机化。感染血栓脱落进入血液循环,引起脓毒血症、感染性休克及脓肿形成,其中以肺脓肿、胸膜炎及肺炎最为常见。其次为肾脓肿,也可累及皮肤和关节引起局部脓肿。

【诊断与鉴别诊断】

(一)临床表现

1.盆腔血栓性静脉炎   患者多于产后 1~2 周继子宫内膜炎后,连续出现寒战、高热。常在严重的寒战后体温急剧上升,达到甚至超过 40℃,1~2h 又下降至36℃左右。如此反复发作,持续数周。同时可伴有下腹部持续疼痛,疼痛可放射至腹股沟或肋脊角。由于病变部位较深,多无肯定的阳性体征。下腹软,但有深压痛。子宫活动受到限制,移动宫颈时可引起病侧疼痛,有时可叩及增粗及触痛明显的静脉丛。有少数人表现为急性腹痛,剖腹探查后方能确诊。

2.下肢血栓性静脉炎   下肢血栓性静脉炎的临床症状随着静脉形成部位而有所不同。患者多产后 1~2 周出现持续发热和心动过速。髂静脉或股静脉栓塞时,可影响下肢静脉回流,出现下肢疼痛、肿胀、皮肤发白、局部温度升高及栓塞部位压痛,有时可触及硬索状有压痛的静脉。小腿深静脉栓塞时出现腓肠肌及足底部疼痛和压痛。血栓感染化脓时形成脓毒血症,导致感染性休克、肺脓肿、胸膜炎、肺炎和肾脓肿等,出现相应的症状和体制,也可累及皮肤、关节引起局部脓肿,或因过度消耗、全身衰竭而死亡。

(二)辅助检查

1.下肢静脉压测定　　正常人站立时下肢静脉压为 $130cmH_2O$,踝关节伸曲活动时,压痛下降为 $60cmH_2O$,停止活动 20s 后压力回升。下肢主干静脉有血栓形成阻塞时,无论患者休息或活动,下肢静脉压力均明显升高,停止活动后压力回升时间一般为 10s。

2.其他　　下肢静脉照影和超声多普勒下肢静脉血流图测定,下肢静脉造影对诊断有确诊价值,另可选择 CT 和 MRI。

【治疗方案及选择】

1.一般治疗:抬高患肢,不建议卧床休息,即便没有不适,一旦发现肿胀迹象即可穿着弹力袜或间断充气压迫装置。下肢静脉栓塞时可局部敷中药活血化瘀。

2.积极控制感染,选择对需氧菌和厌氧菌均有较强作用的抗生素。

3.剂量抗生素治疗后体温仍持续不降者,可加用肝素治疗。

(1)初始治疗:静脉给予肝素 5000～1 万 U 作为负荷量,后以 1000～2000U/h 维持;或用低分子肝素(达肝素钠 5000U/次,3/d 皮下注射)。用药期间检测凝血功能并动态进行血小板计数。

(2)维持治疗:肝素 1 万 U/次或低分子肝素 5000U/次,3/d 皮下注射。24～48h 体温可下降,肝素需继续治疗 10d。如肝素治疗无效,则需进一步检查有无脓肿存在。

考虑化脓性血栓播散,可结扎发生栓塞性静脉炎的卵巢静脉或下肢静脉。

鼓励产妇产后早下床活动,不能离床活动者可在床上活动下肢;预防和积极治疗产褥感染。

第四节　产褥期抑郁症

产褥期抑郁症是指产妇在产褥期内出现抑郁症状,是产褥期精神疾病常见的一种类型。其病因不明,可能与遗传因素、心理因素、内分泌因素和社会因素等有关。

【诊断与鉴别诊断】

（一）临床依据

临床主要表现为抑郁,多在产后 2 周内发病,产后 4～6 周症状明显。产妇多表现为:心情压抑、情绪低落、思维缓慢和意志行为降低,症状具有晨重夕轻的变化。有些产妇还可表现为对生活、家庭缺乏信心,"提不起精神",主动性兴趣减退、愉快感缺乏,思维活动减慢、言语减少,多数有食欲、性欲下降,某种程度的睡眠障碍。患者流露出对生活的厌倦,容易产生自卑、自责、绝望,某些产妇有思维障碍、迫害幻想,甚至出现伤婴或自杀举动。

目前无统一的诊断标准。1994 年美国《精神疾病的诊断与统计手册》中制定了产褥期抑郁症的诊断标准。

1.产后 4 周内出现下列 5 项或 5 项以上的症状,其中必须具备下列 1、2 两项:情绪抑郁;对全部或多数活动明显缺乏兴趣或愉悦;体重显著下降或增加;失眠或睡眠过度;精神运动性兴奋或阻滞;疲劳或乏力;遇事皆感毫无意义或自责感;思维力减退或注意力涣散;反复出现死亡想法。

2.在产后 4 周内发病,排除器质性精神障碍,或精神活性物质和非成瘾物质所致。

（二）检查项目及意义

针对抑郁障碍尚无特异性检查,除了进行全面的体格检查外,包括神经系统检查、妇科检查外,还需进行辅助检查及实验室检查如血糖、甲状腺功能、心电图等。另以下的检查具有一定的意义:

1.地塞米松抑制试验　在晚 11 点给患者口服地塞米松 1mg,次日清晨 8 时、下午 4 时及晚上 11 时各取血一次测量皮质醇含量,如含量下降表明功能正常为试验阴性;如皮质醇含量不下降,则为地塞米松抑制试验阳性。然该试验临床的敏感性及特异性均不高,但可用于预测产褥期抑郁症的复发。

2.甲状腺素释放激素抑制试验　先测定基础促甲状腺素,再静脉注射 500mg 促甲状腺素释放激素,15、30、60、90min 后均测定促甲状腺素。抑郁症患者促甲状腺素上升低于 7mU/ml,其异常率可达 25％～70％。如将此试验与地塞米松抑制试验联合检查可能对抑郁症的诊断更有意义。

3.临床量表的应用　临床量表较多,使用较广泛的为由 Zung 编制的抑郁自评表(SDS)和属于他评的汉密尔顿抑郁量表。

【治疗方案及选择】

通常需要治疗,包括心理治疗和药物治疗。

1.药物治疗

(1)氟西汀(百忧解):选择性抑制中枢神经系统 5-羟色胺的再摄入,延长和增加 5-羟色胺的作用,从而产生抗抑郁作用。具有高效、副作用较小、安全性高的特点。剂量:每次 20mg,分 1～2 次口服,根据病情可增加至每日 80mg。

(2)帕罗西汀:通过阻止 5-羟色胺的再吸收而提高神经突触间隙内 5-羟色胺的浓度,从而产生抗抑郁作用。每日 20mg,一次口服,连续用药 3 周后,根据病情增减剂量,1 次增减 10mg,间隔不得少于 1 周。舍曲林的作用机制同帕罗西汀,每日 50mg,一次口服,数周后可增加到每日 100～200mg。

(3)阿米替林:为常用的三环类抗抑郁药,抗抑郁效果好,价格低,同时兼有抗焦虑和帮助睡眠的作用,但副作用较大。每日 50mg,分 2 次口服,逐渐增加到每日 150～300mg,分 2～3 次口服。维持剂量 50～150mg/d。

2.心理治疗　关键在于根据患者的个性特征、心理状态、发病原因给予足够的社会和心理支持,同时设计和选择个体化的心理治疗方法。

3.婚姻家庭治疗　是以夫妻或家庭为基本单元,夫妻、家庭成员共同参与作为治疗对象的一种治疗方式,对抑郁症产妇缓解症状及预防复发具有良好的疗效。

参 考 文 献

1.张方林.产科速查(第三版).北京:人民卫生出版社,2015

2.郑勤田,刘慧姝.妇产科手册.北京:人民卫生出版社,2015

3.贺晶.产科临床工作手册.北京:人民军医出版社,2013

4.马丁.妇产科疾病诊疗指南(第三版).北京:科学出版社,2013

5.刘琦.妇科肿瘤诊疗新进展.北京:人民军医出版社,2011

6.魏丽惠.妇产科诊疗常规.北京:中国医药科技出版社,2012

7.黄艳仪.妇产科危急重症救治.北京:人民卫生出版社,2011

8.王子莲,吴艳欣.妊娠合并卵巢肿瘤和子宫肌瘤的诊断及处理.中国实用妇科与产科杂志,2011,27(10):785-788

9.姚兰,张建梅,李萍.妊娠合并糖尿病对母婴的影响研究.当代医学,2011,17(02):46-48

10.张丽丹,江秀秀.子宫畸形的发生及其对妊娠的影响.国际妇产科学杂志,2015,42(04):374-377+380

11.张智慧,闫朝丽,侯俊秀,刘敏.妊娠甲状腺功能减退症孕妇基于促甲状腺素水平调整左甲状腺素剂量变化规律观察.疑难病杂志,2015,14(05):468-471+475

12.邹冬冬,管晓丽,洪梅,温艳丽,赵楠,冷宗祥,刘颖,沈玮.妊娠合并甲状腺功能减退与不良妊娠结局的研究.中国妇幼保健,2014,29(23):3724-3726

13.李亚里.异位妊娠的临床诊治要略及进展.解放军医学杂志,2013,38(05):395-399

14.胡凌云,张唯一,李立安,黄柯,李亚里.异位妊娠危险因素的临床调查.解放军医学杂志,2013,38(05):412-415

15.于玲,田永杰.子宫内膜异位症发病相关因素的临床研究.山东大学学报(医学版),2013,51(02):79-83

16.李雷,冷金花.子宫腺肌病对生育影响及治疗研究进展.中国实用妇科与产科杂志,2012,28(12):953-955